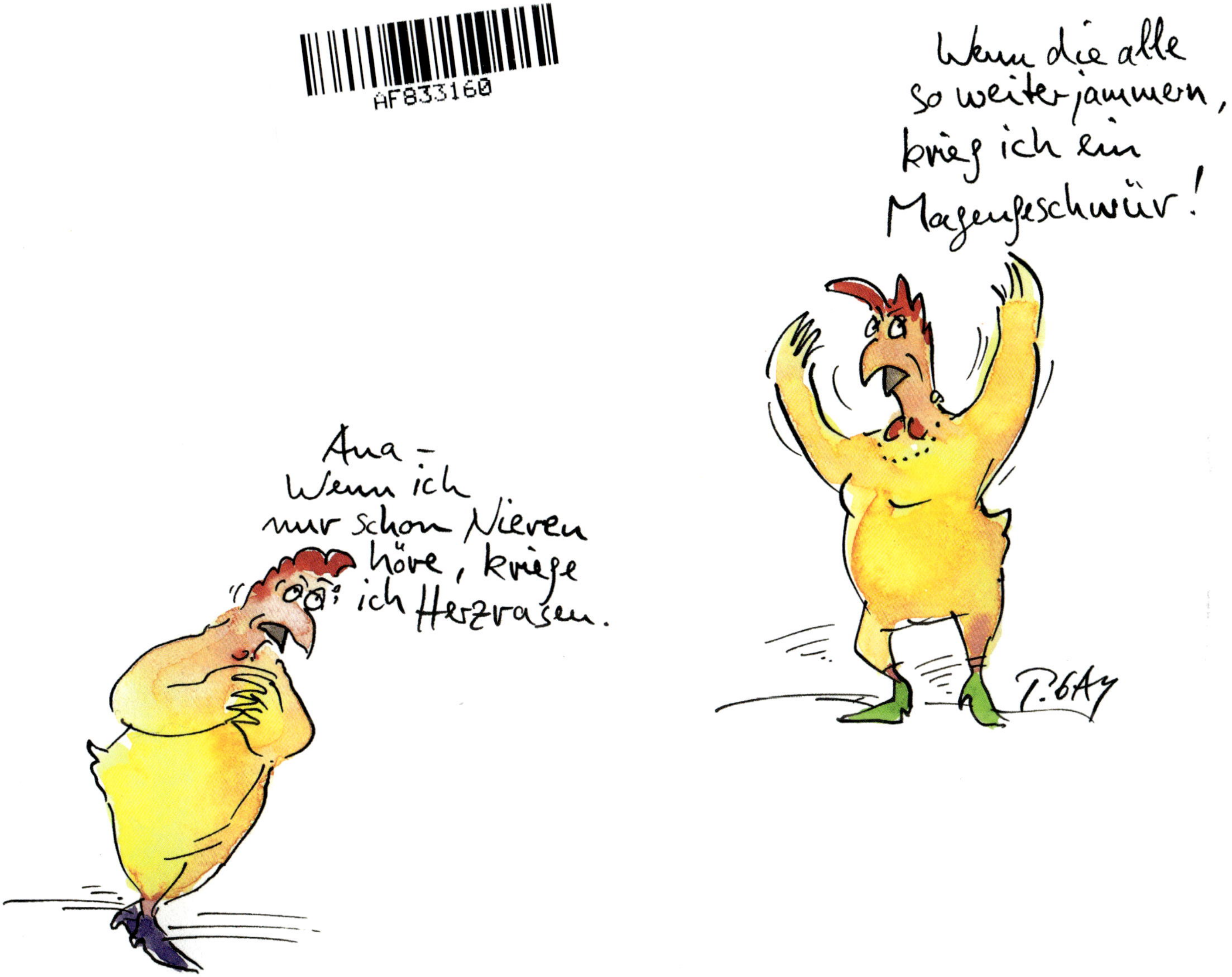
Wenn die alle so weiter jammern, krieg ich ein Magengeschwür!
Aua – Wenn ich nur schon Nieren höre, kriege ich Herzrasen.
P. GAY

Bibliografische Information der Deutschen Nationalbibliothek.
Die Deutsche Nationalbibliothek verzeichnet diese Publikation in der Deutschen Nationalbibliografie;
Detaillierte bibliografische Daten sind im Internet über http://dnb.dnb.de abrufbar.

IMPRESSUM

Redaktion: Lektorat Hille & Schäfer, Freiburg
Gestaltung: pohl & rick Grafikdesign, Düsseldorf
Autorenfoto: © Photo-Atelier Claudia Reiter / www.foto-reiter.de
Reproduktionen: Digital Data Service Lenhard, Stuttgart
Gesamtherstellung: Print Consult, München

ISBN: 978-3-7630-2869-6

Peter Gaymann

Gute Besserung!

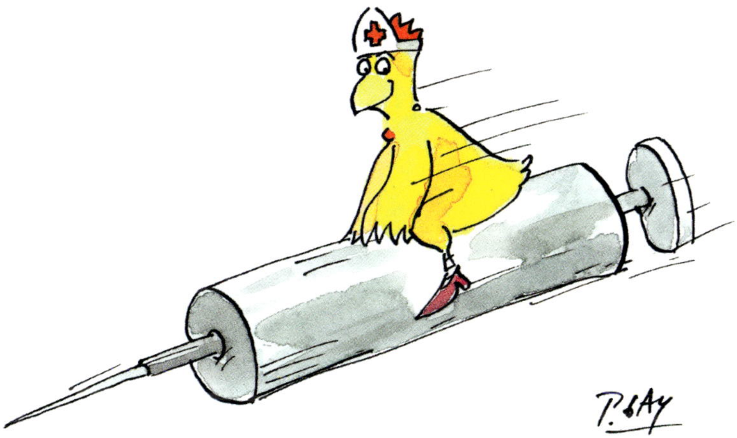

belser

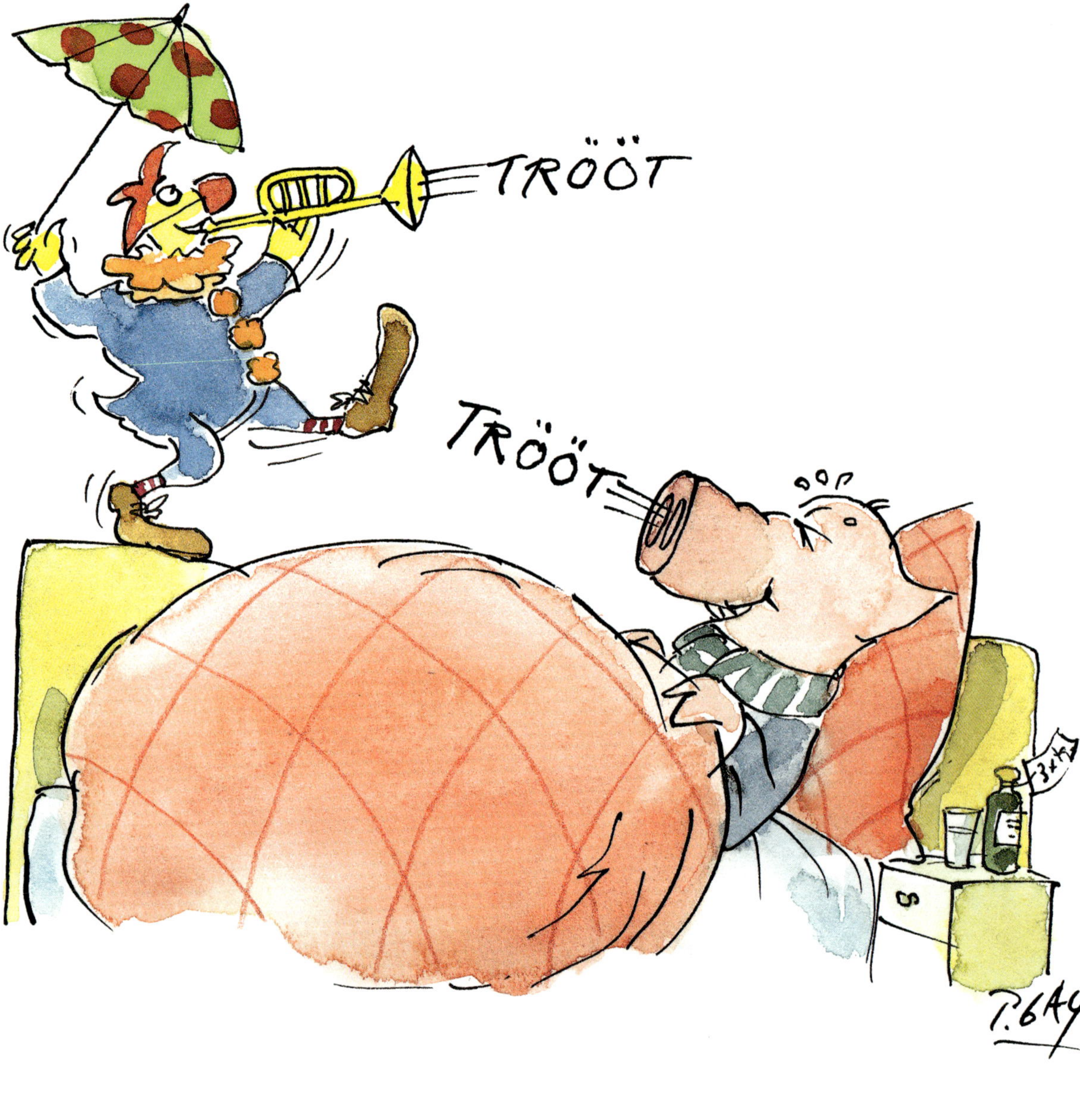

TRÖÖT
TRÖÖT
3x½
P. GAY

VORWORT

Peter Gaymann zaubert mir immer wieder mit seinem feinen Strich und seinem wunderbaren Humor ein Schmunzeln aufs Gesicht.

Wir kennen uns schon viele Jahre und jedes Mal aufs Neue verblüfft er mich mit seiner schier unendlichen Gabe, aus aktuellen und alltäglichen Situationen komödiantische Funken zu schlagen. Unser erster Berührungspunkt war meine Stiftung HUMOR HILFT HEILEN, für die wir gemeinsam kreativ wurden und die er dankenswerterweise immer wieder mit Bildern und Cartoons unterstützt. Denn das Thema Gesundheit und die Heilkraft des Humors scheinen ein langlebiges Motiv seines Schaffens zu sein. Und in dem vorliegenden Werk bekommen Sie das Beste von heute und auch kleine Meisterwerke der Vergangenheit, denn vieles bleibt aktuell.

„Gute Besserung!“ wird dieses Versprechen einlösen – Sie werden sich nach dem Lesen besser fühlen als vorher! Und das alles ohne Wartezimmer – also hinein in die Behandlung ...

Ihr

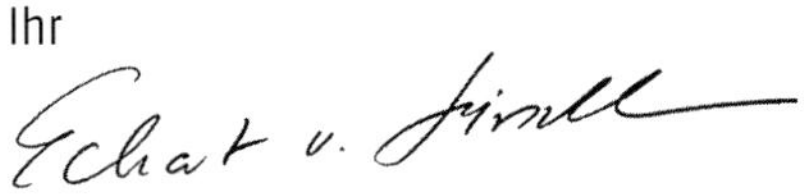

VORBEUGEN, BEVOR ES WEHTUT

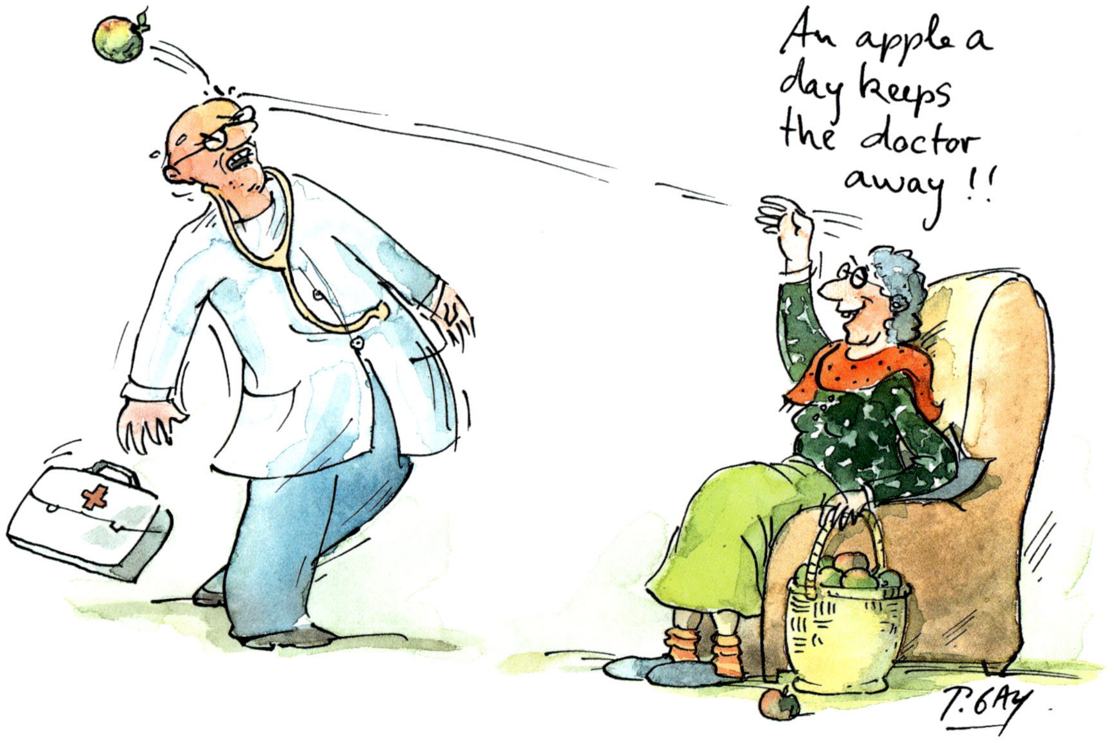

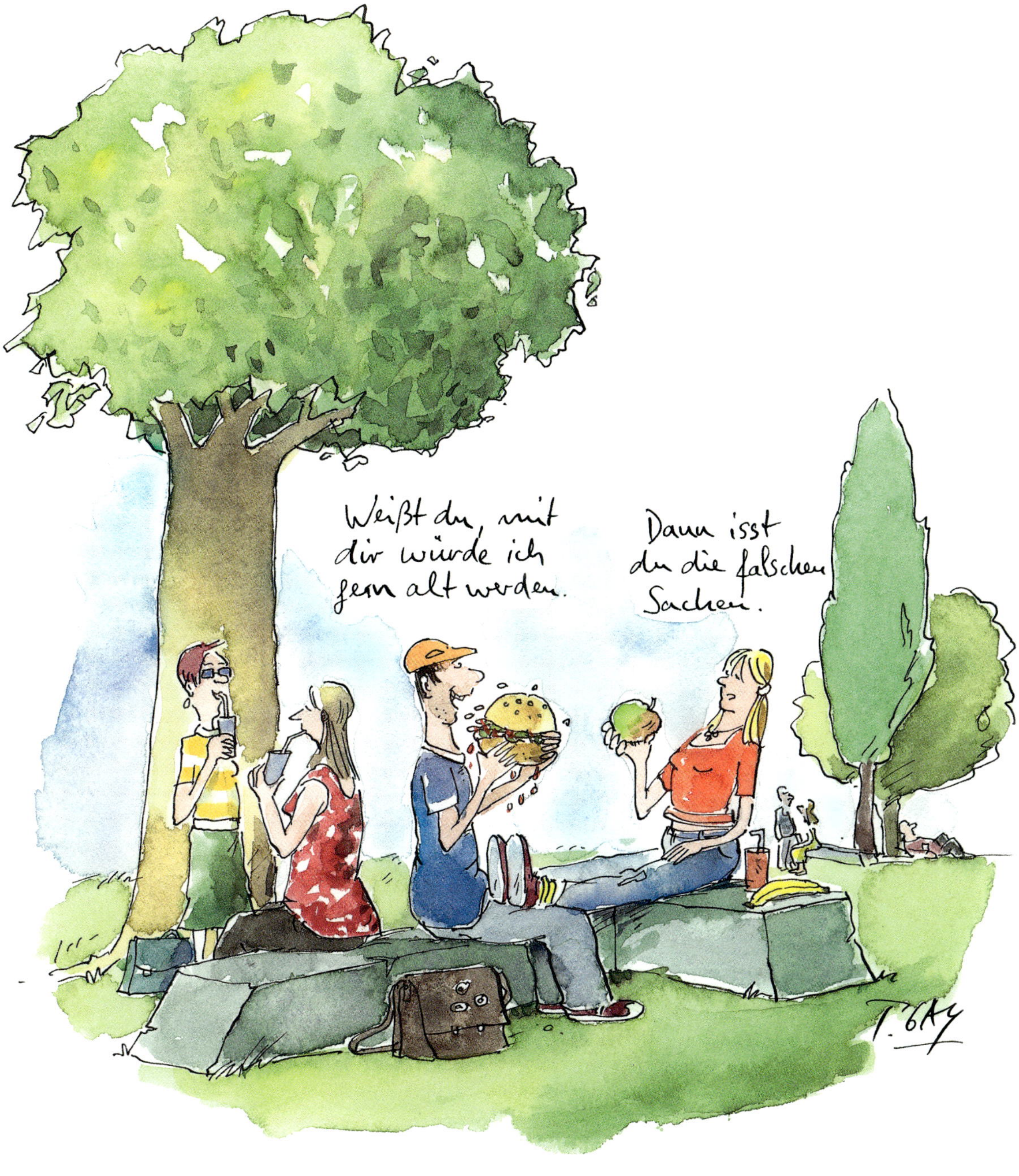
Weißt du, mit dir würde ich gern alt werden.
Dann isst du die falschen Sachen.
T. GAY

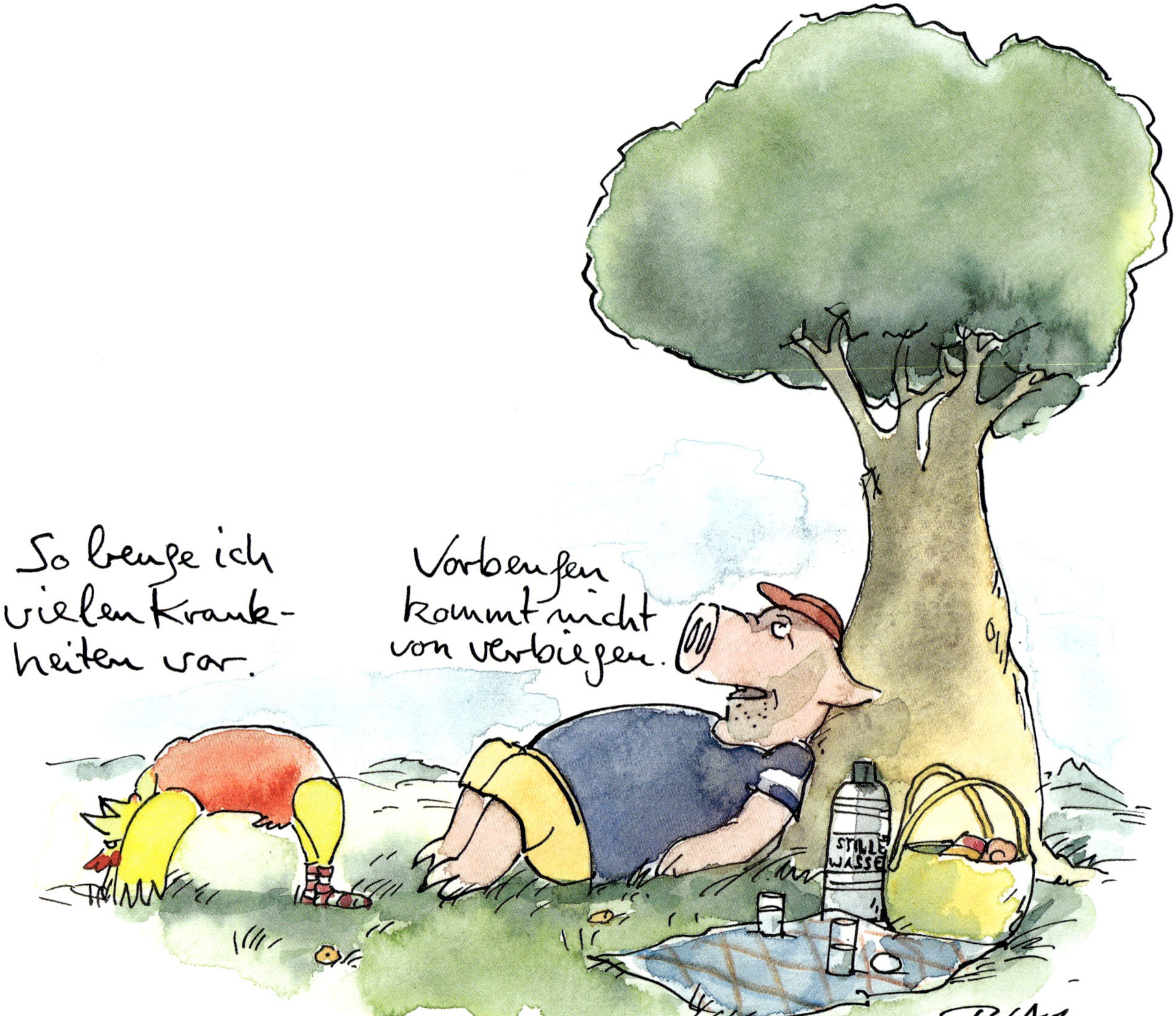
So beuge ich vielen Krankheiten vor.
Vorbeugen kommt nicht von verbiegen.
STILLE WASSER
T. GAY

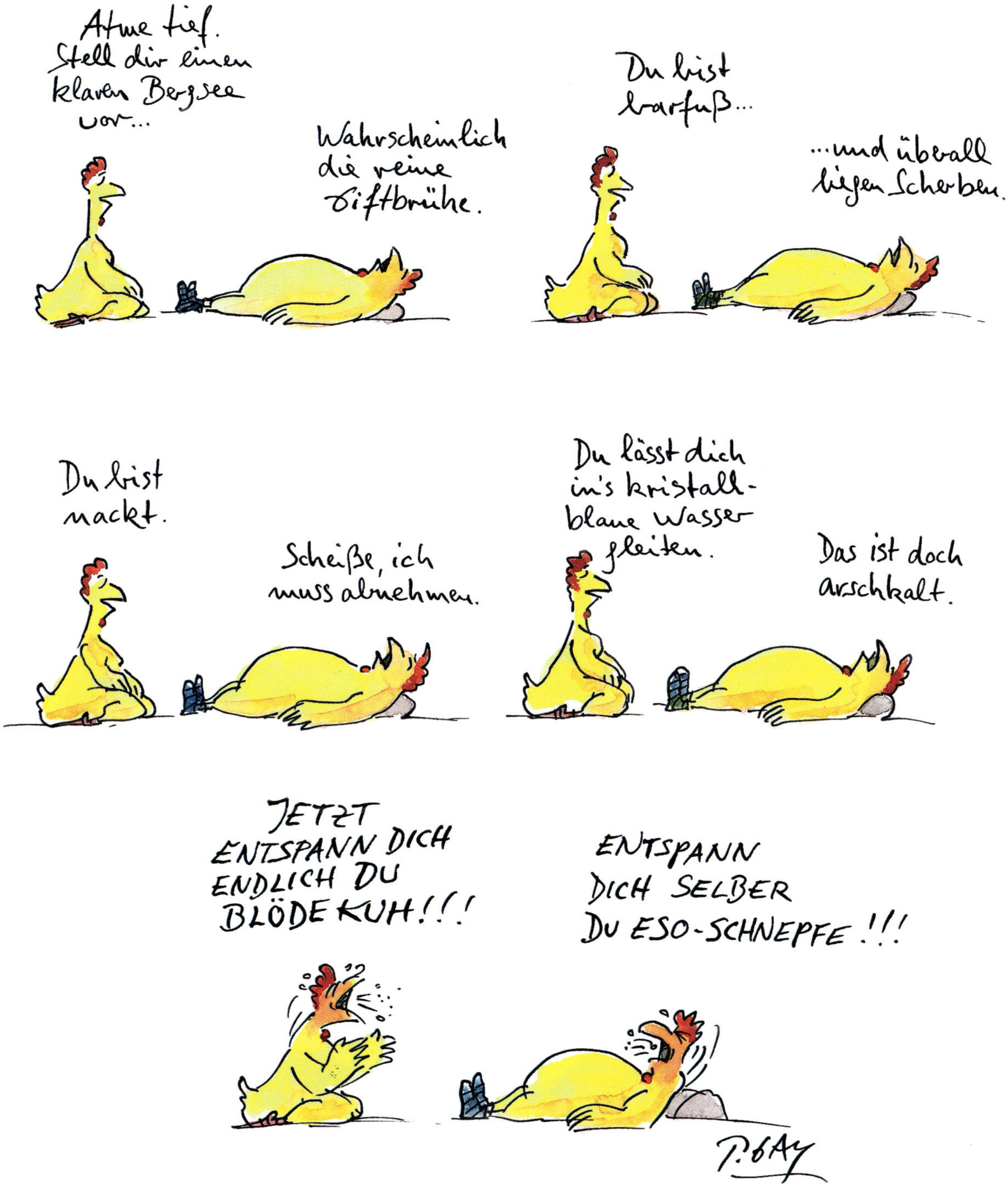
Atme tief. Stell dir einen klaren Bergsee vor...
Wahrscheinlich die reine Giftbrühe.
Du bist barfuß...
...und überall liegen Scherben.
Du bist nackt.
Scheiße, ich muss abnehmen.
Du lässt dich in's kristallblaue Wasser gleiten.
Das ist doch arschkalt.
JETZT ENTSPANN DICH ENDLICH DU BLÖDE KUH!!!
ENTSPANN DICH SELBER DU ESO-SCHNEPFE!!!
P. GAY

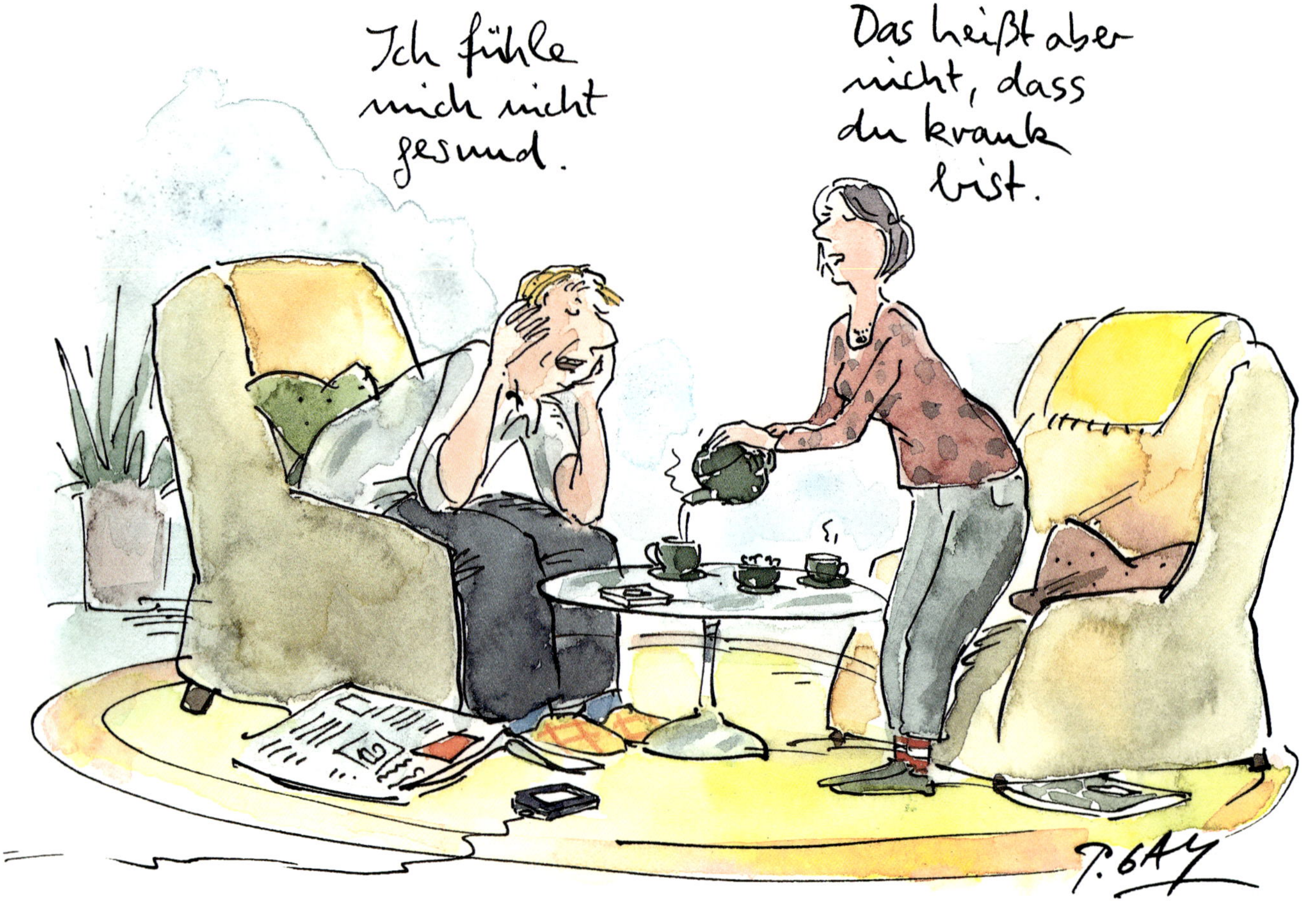
Ich fühle mich nicht gesund.
Das heißt aber nicht, dass du krank bist.
P. GAY

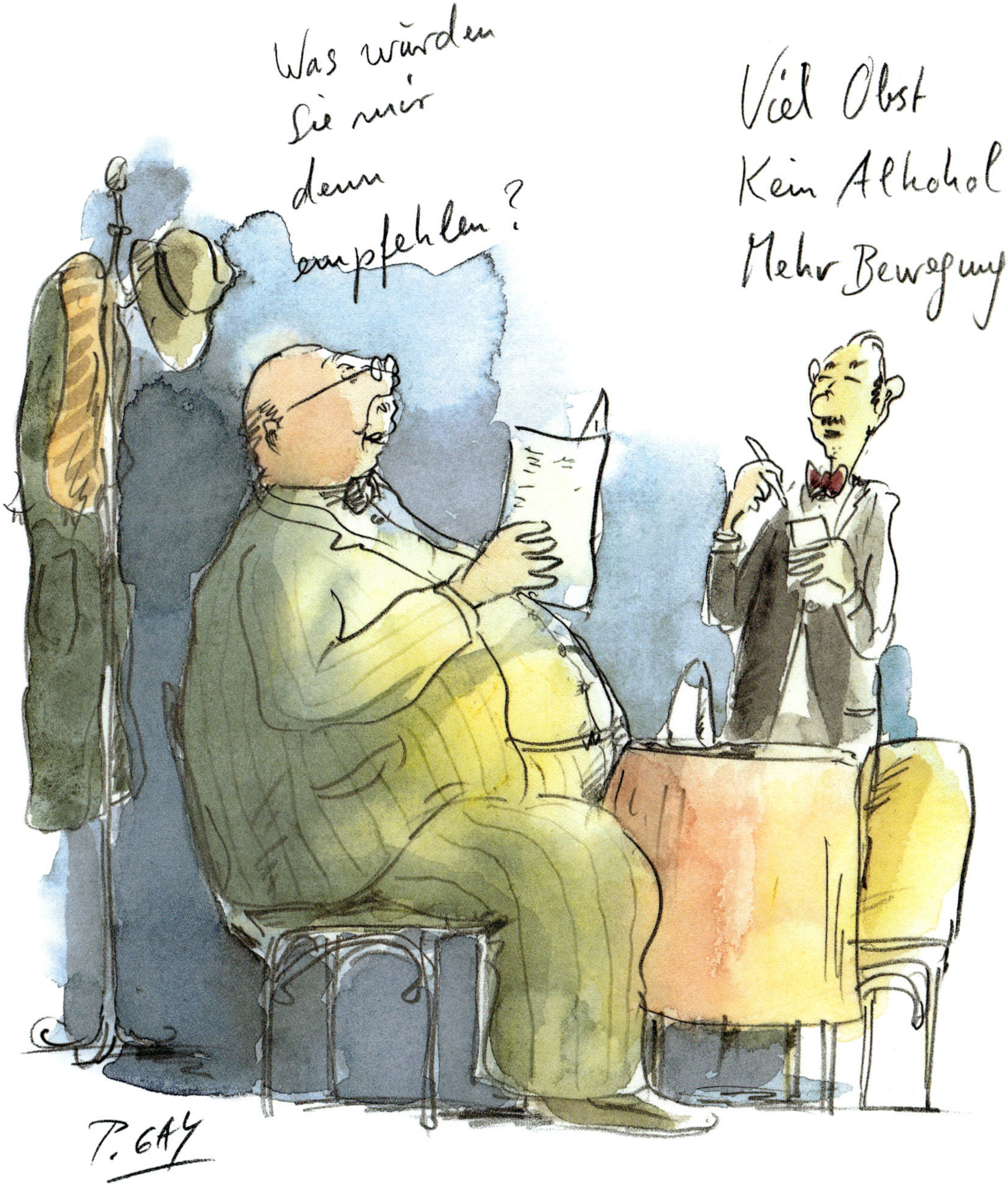
Was würden Sie mir denn empfehlen?
Viel Obst
Kein Alkohol
Mehr Bewegung
P. GAY

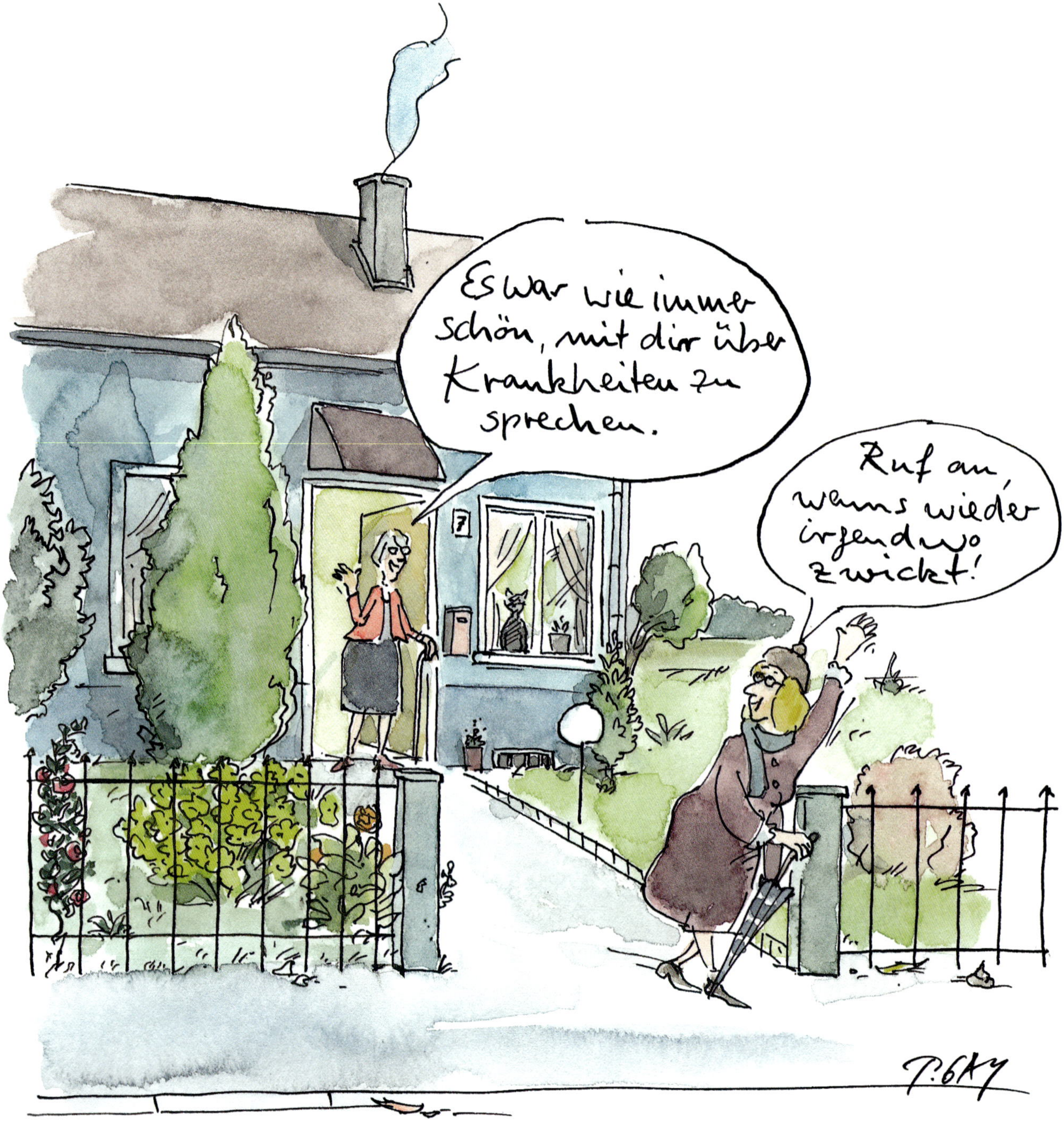
Es war wie immer schön, mit dir über Krankheiten zu sprechen.
Ruf an, wenns wieder irgendwo zwickt!
P. GAY

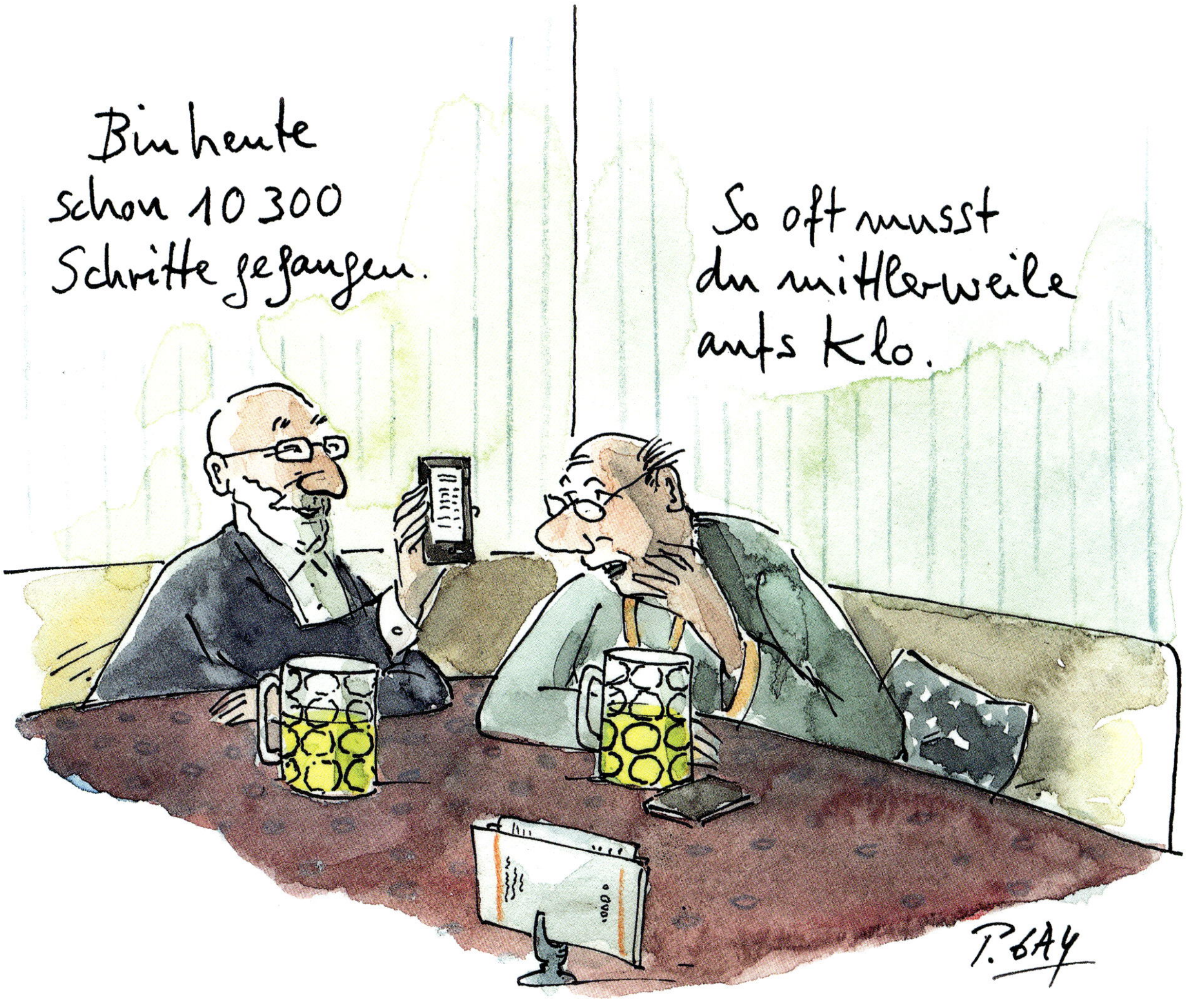
Bin heute schon 10 300 Schritte gegangen.
So oft musst du mittlerweile aufs Klo.
P. GAY

VERSCHNUPFTE FRAUEN UND GRIPPALE MÄNNER

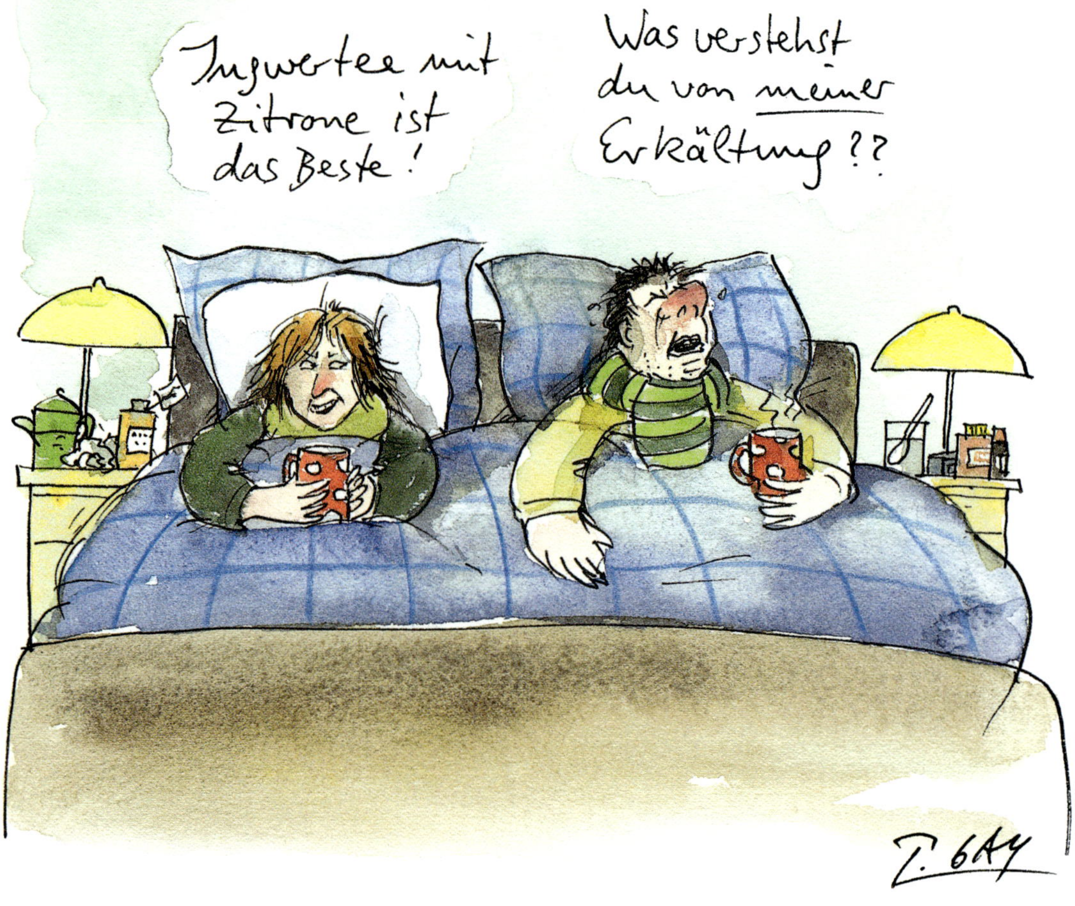
Ingwertee mit Zitrone ist das Beste!
Was verstehst du von meiner Erkältung??
P. GAY

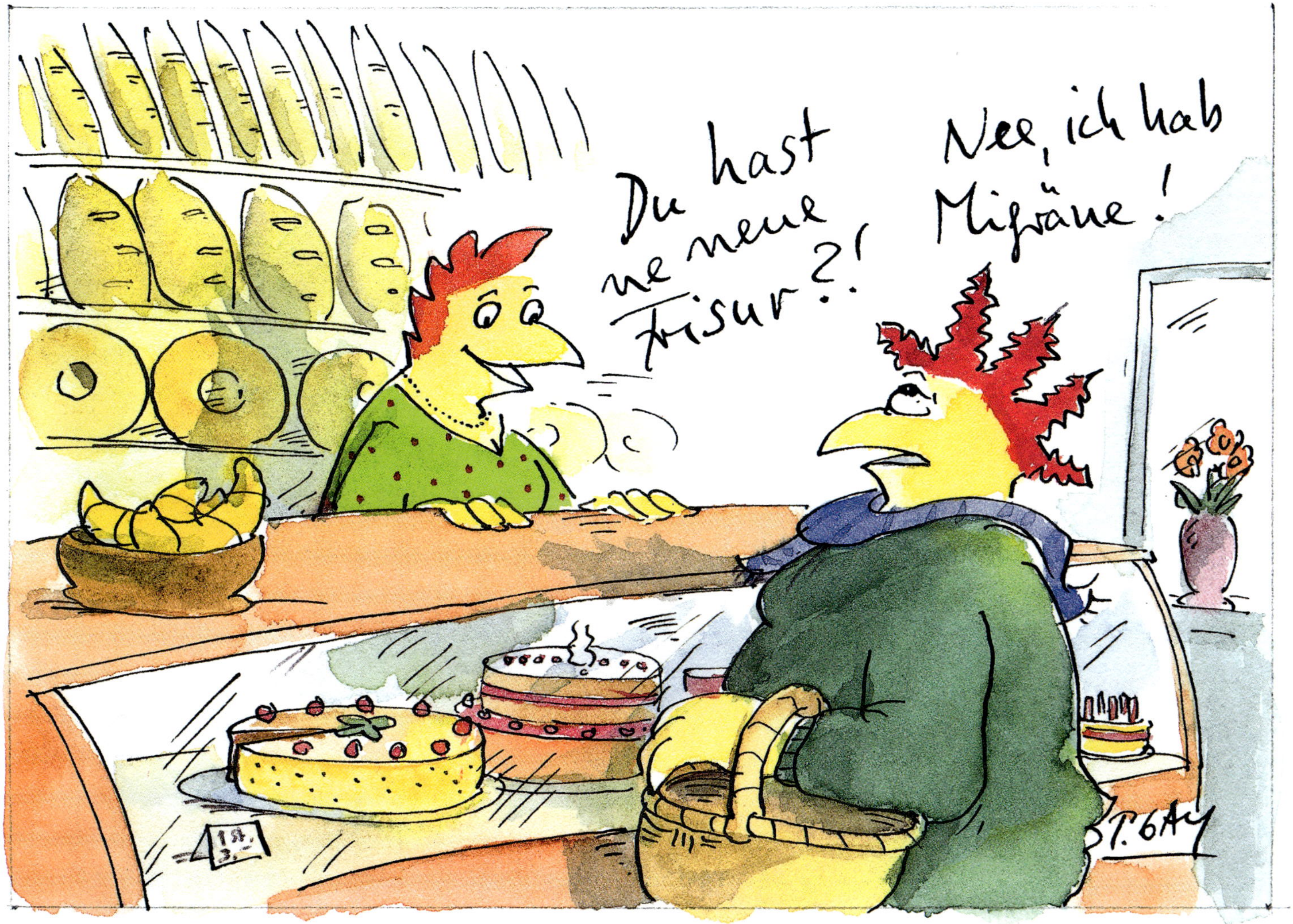
Du hast ne neue Frisur?!
Nee, ich hab Migräne!

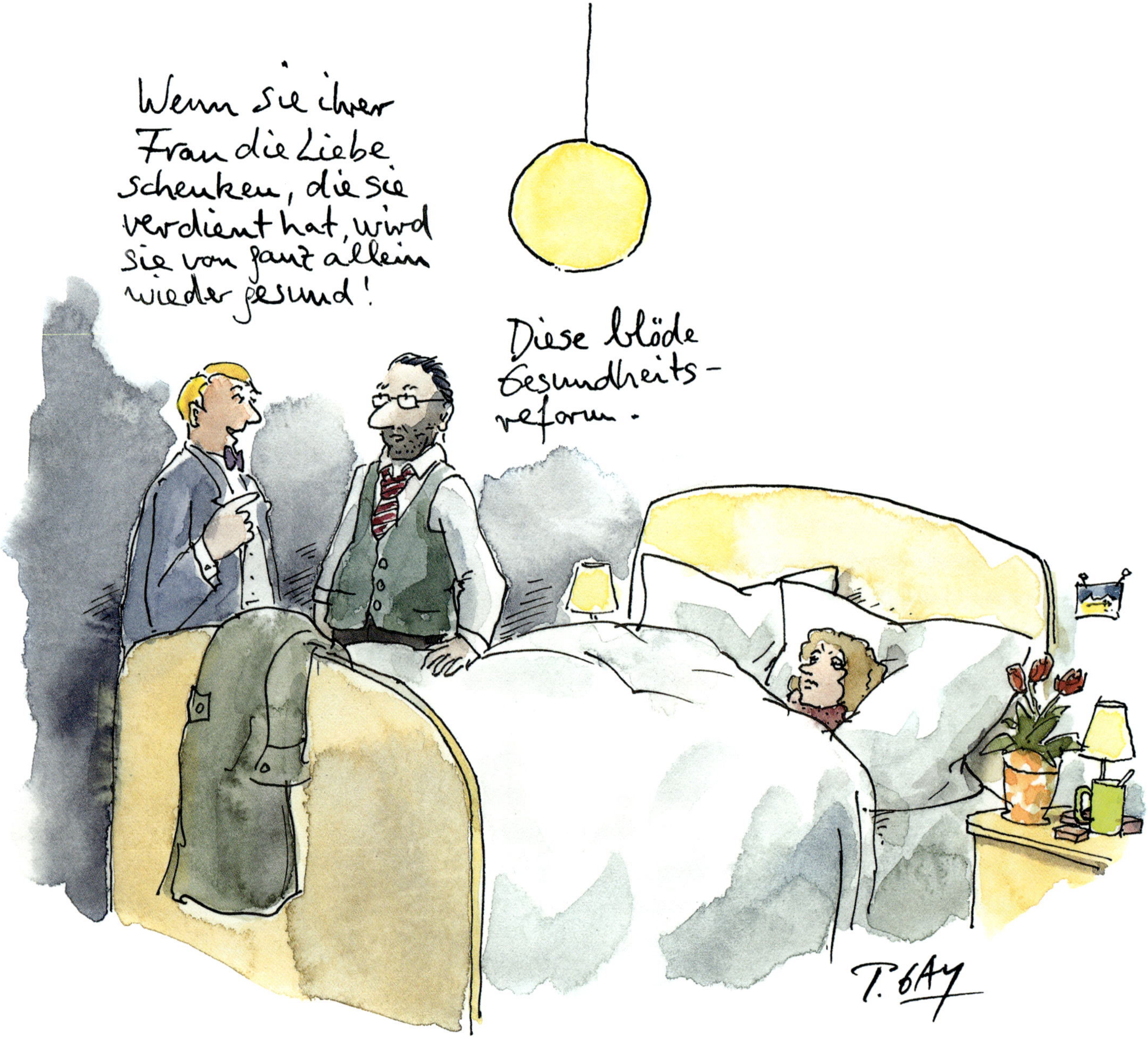
Wenn sie ihrer Frau die Liebe schenken, die sie verdient hat, wird sie von ganz allein wieder gesund!
Diese blöde Gesundheits-reform.
T. GAY

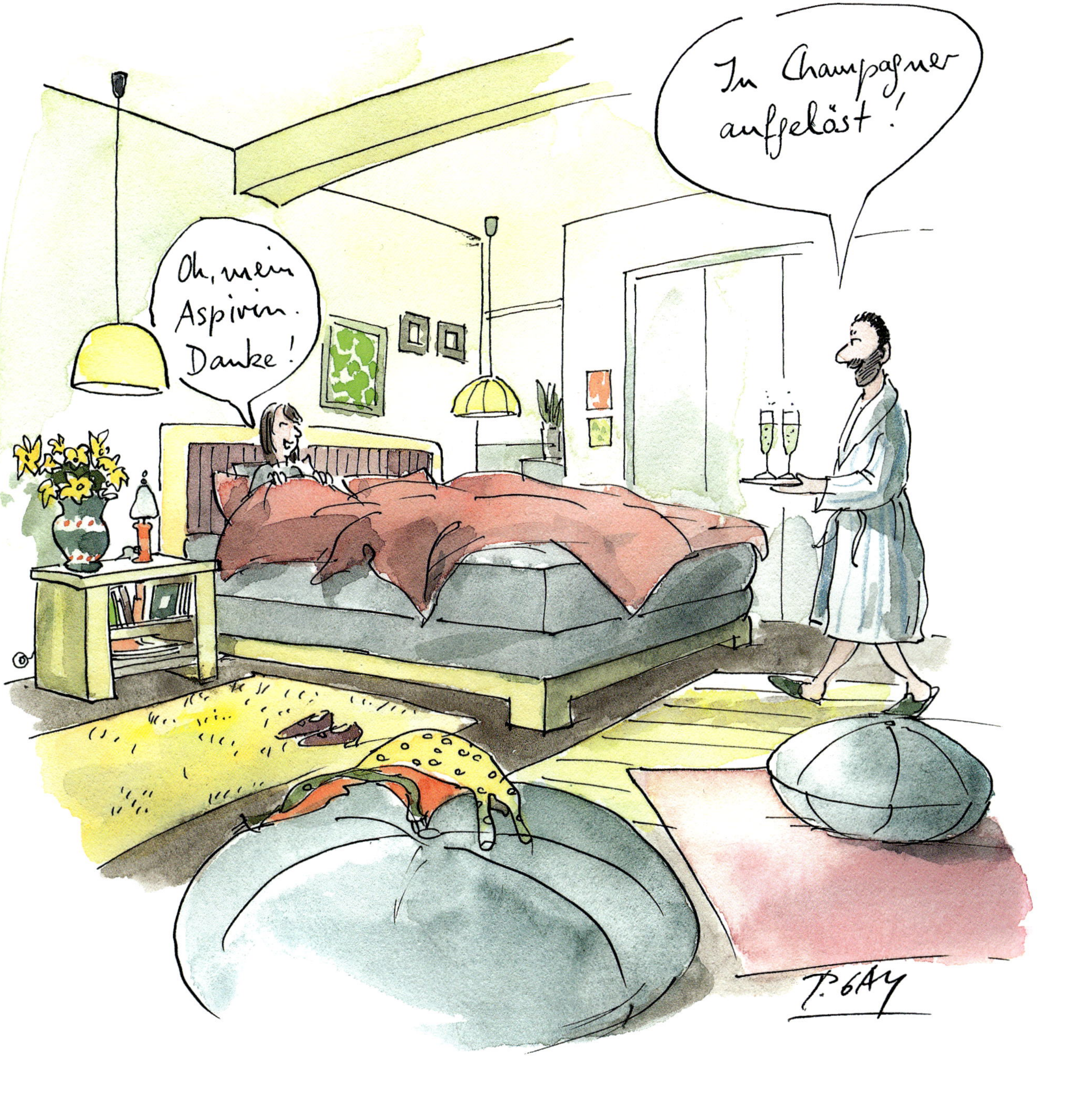
Oh, mein Aspirin. Danke!
In Champagner aufgelöst!
P. GAY

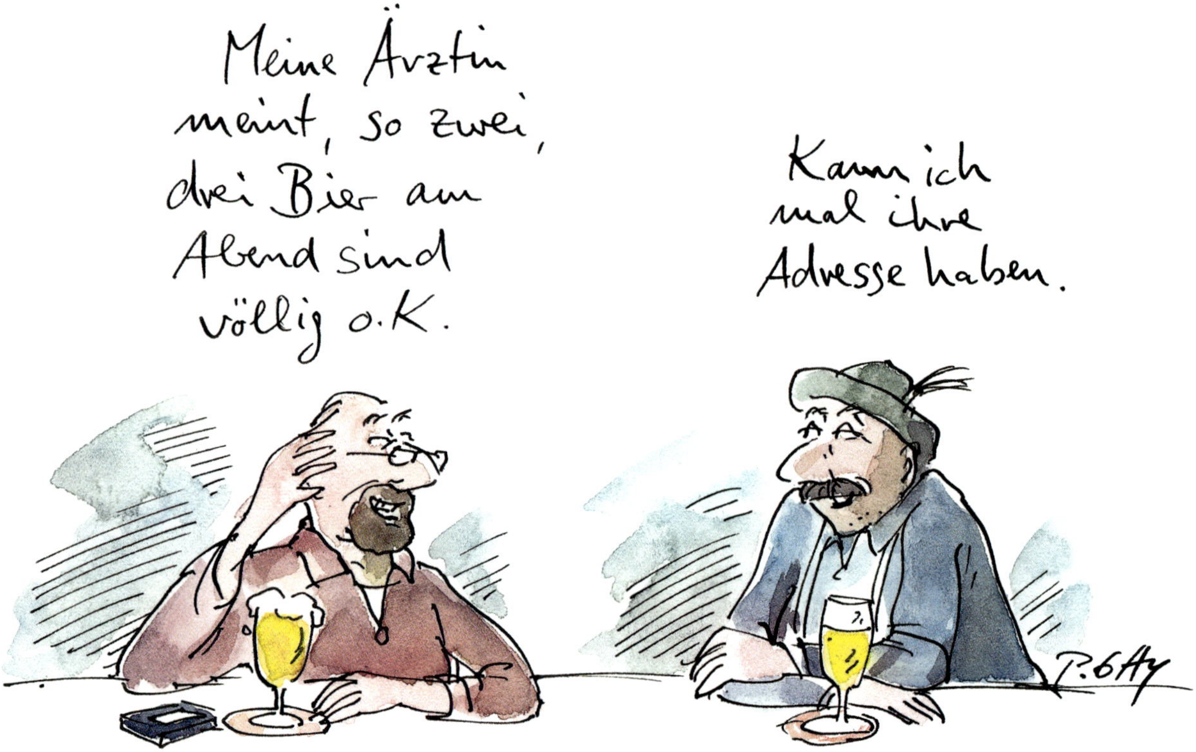
Meine Ärztin meint, so zwei, drei Bier am Abend sind völlig o.K.
Kann ich mal ihre Adresse haben.
P. Gaymann

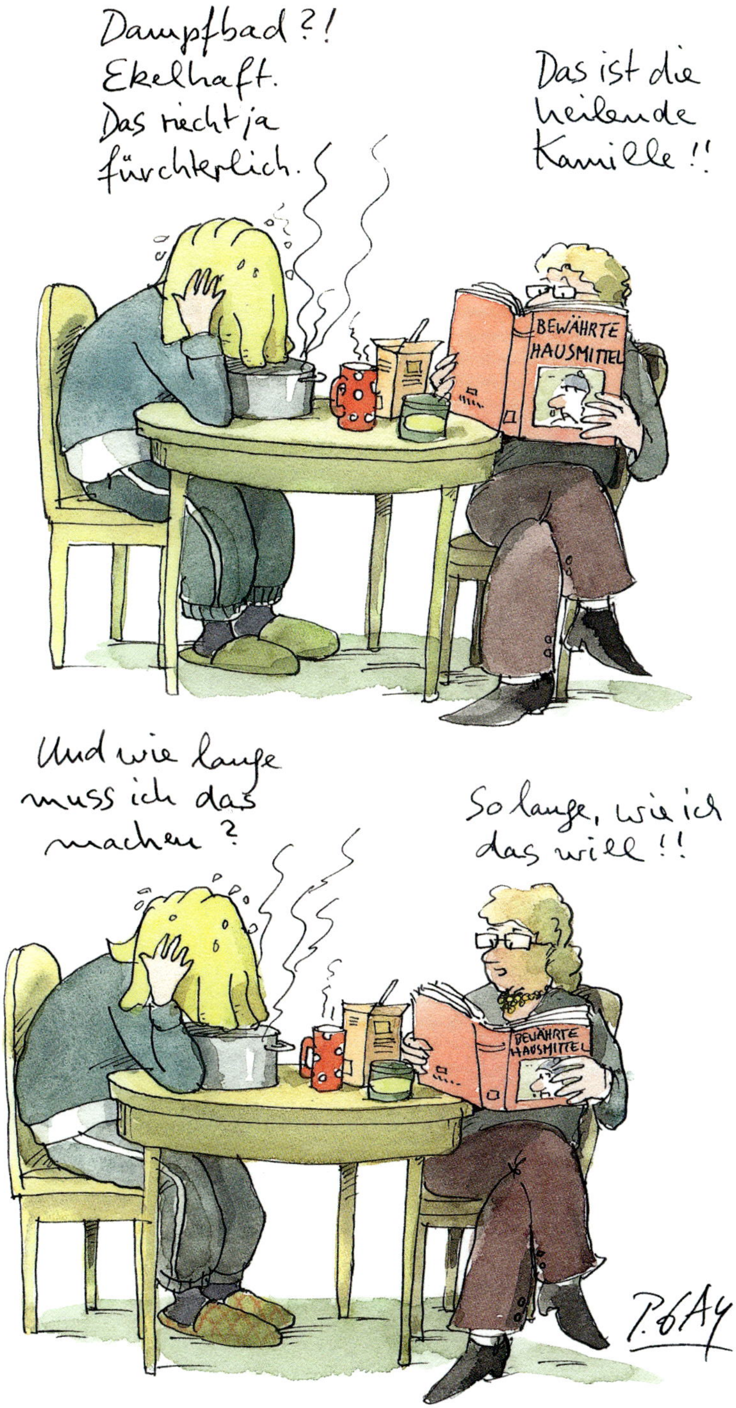

Dampfbad?! Ekelhaft. Das riecht ja fürchterlich.
Das ist die heilende Kamille!!
BEWÄHRTE HAUSMITTEL
Und wie lange muss ich das machen?
So lange, wie ich das will!!
BEWÄHRTE HAUSMITTEL
P. GAY

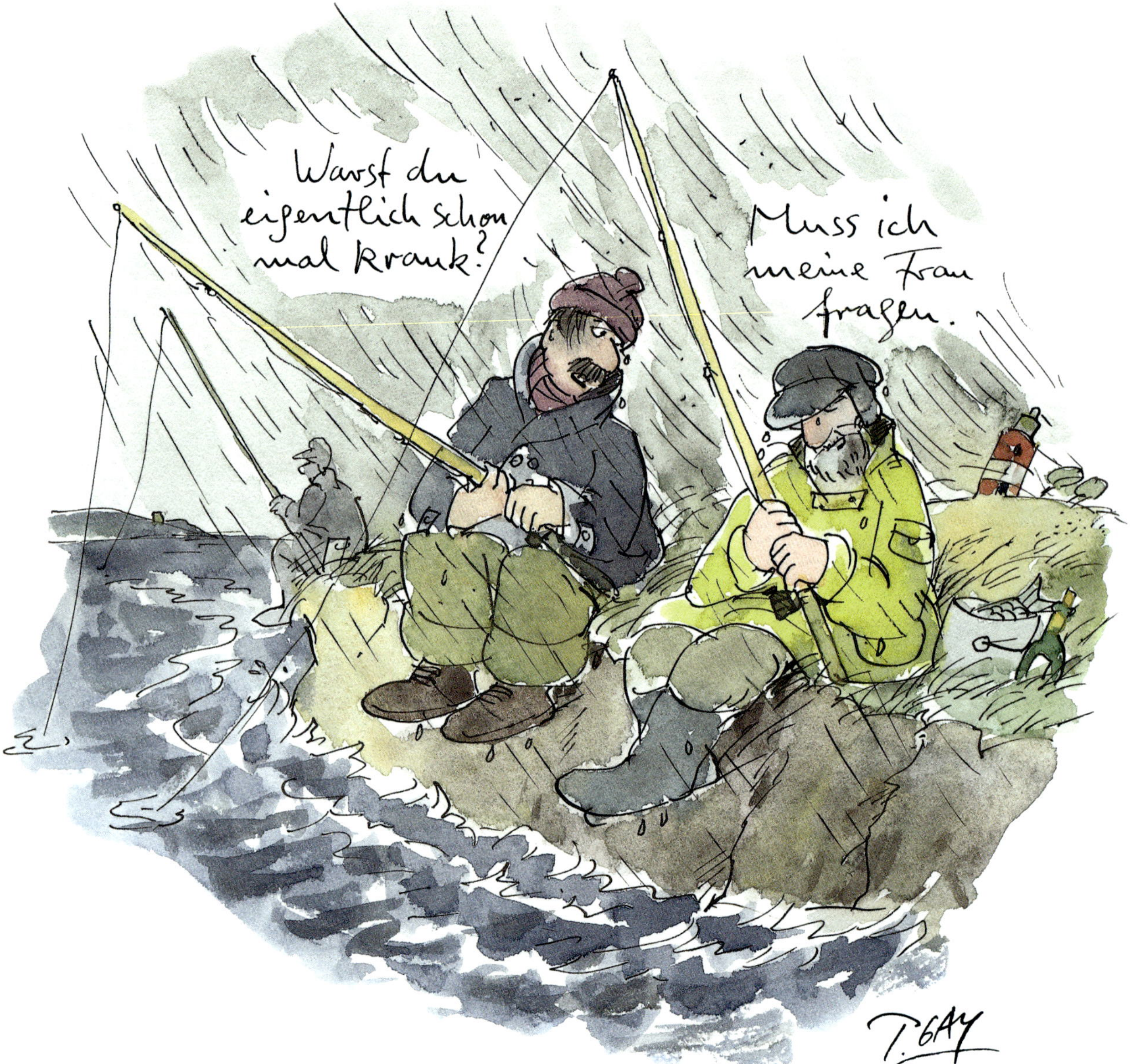
Warst du eigentlich schon mal krank?
Muss ich meine Frau fragen.
T. GAY

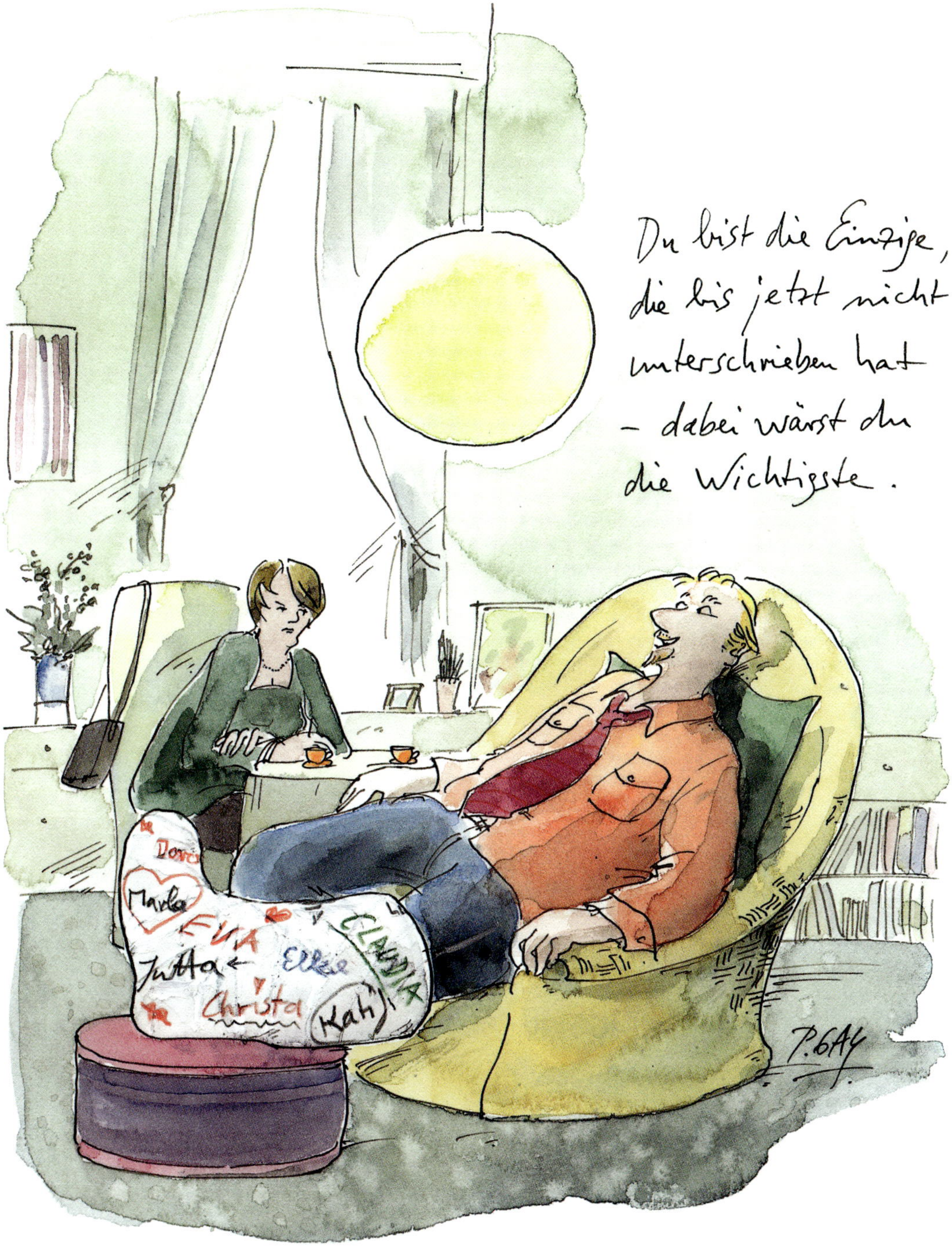
Du bist die Einzige, die bis jetzt nicht unterschrieben hat – dabei wärst du die Wichtigste.
Marla
EVA
Jutta
CLAUDIA
Christa
P. GAY

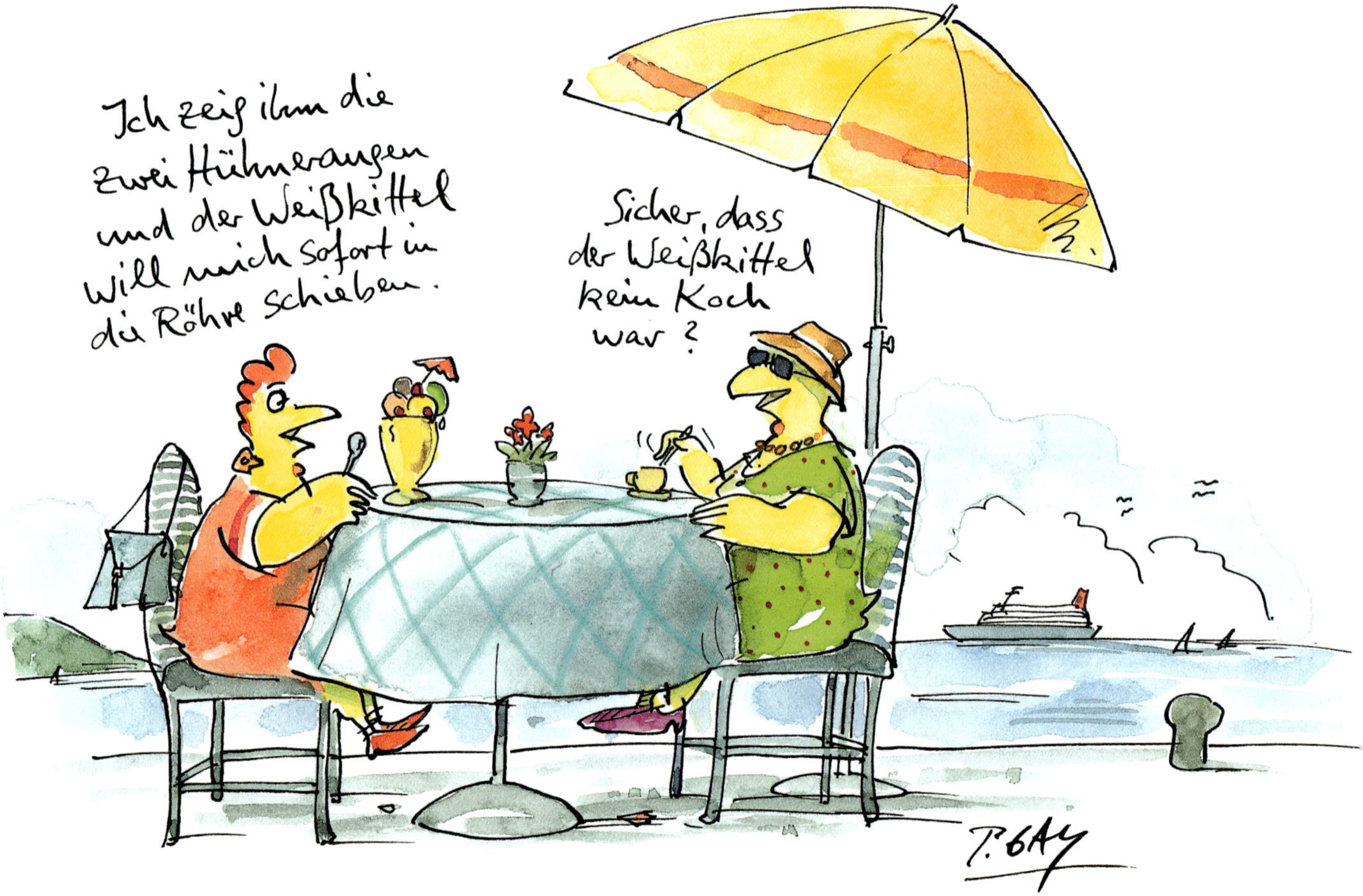
Ich zeig ihm die zwei Hühneraugen und der Weißkittel will mich sofort in die Röhre schieben.
Sicher, dass der Weißkittel kein Koch war?
P. GAY

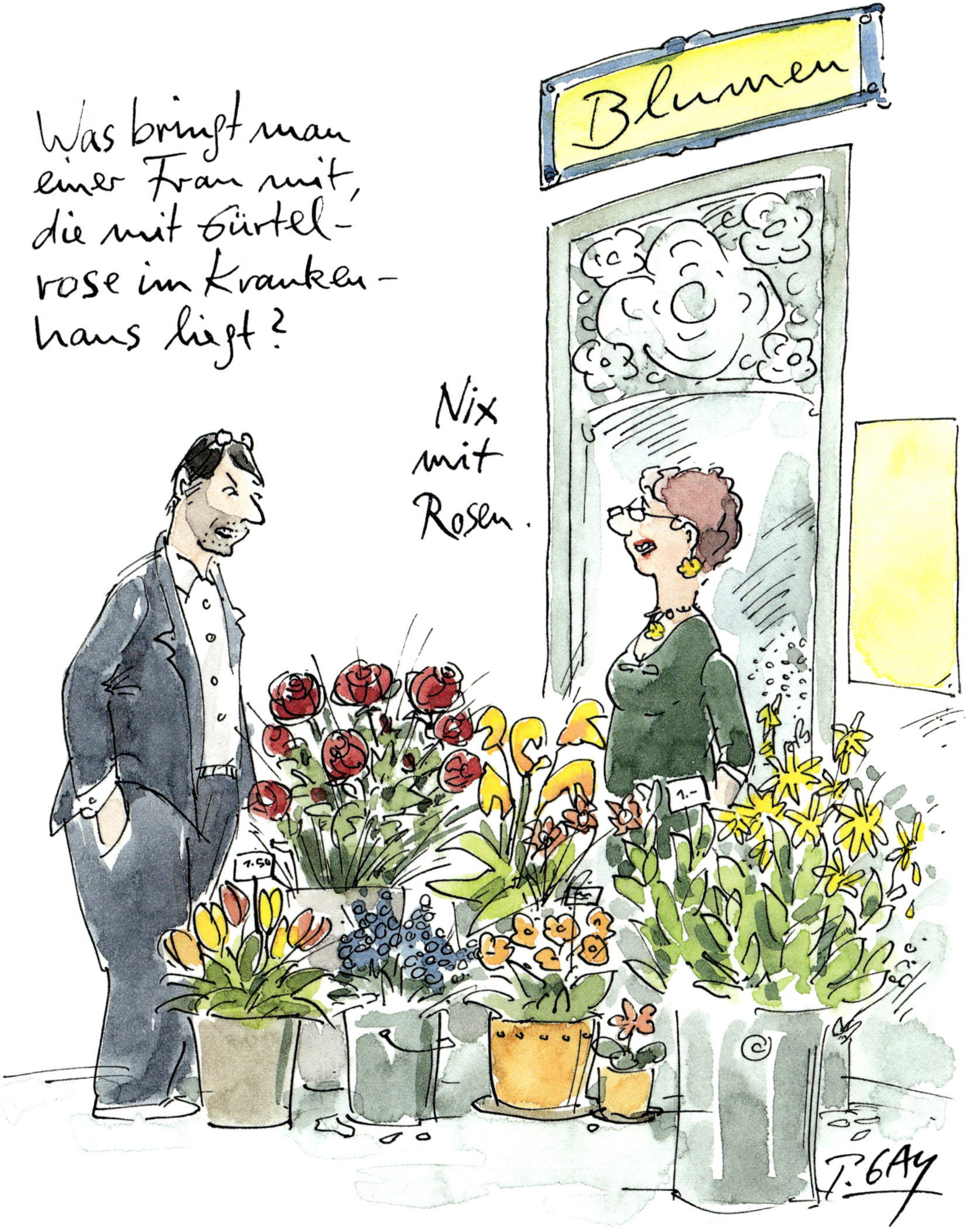
Was bringt man einer Frau mit, die mit Gürtelrose im Krankenhaus liegt?
Nix mit Rosen.
Blumen
T. GAY

ICH GLAUB' ICH MUSS ZUM ARZT

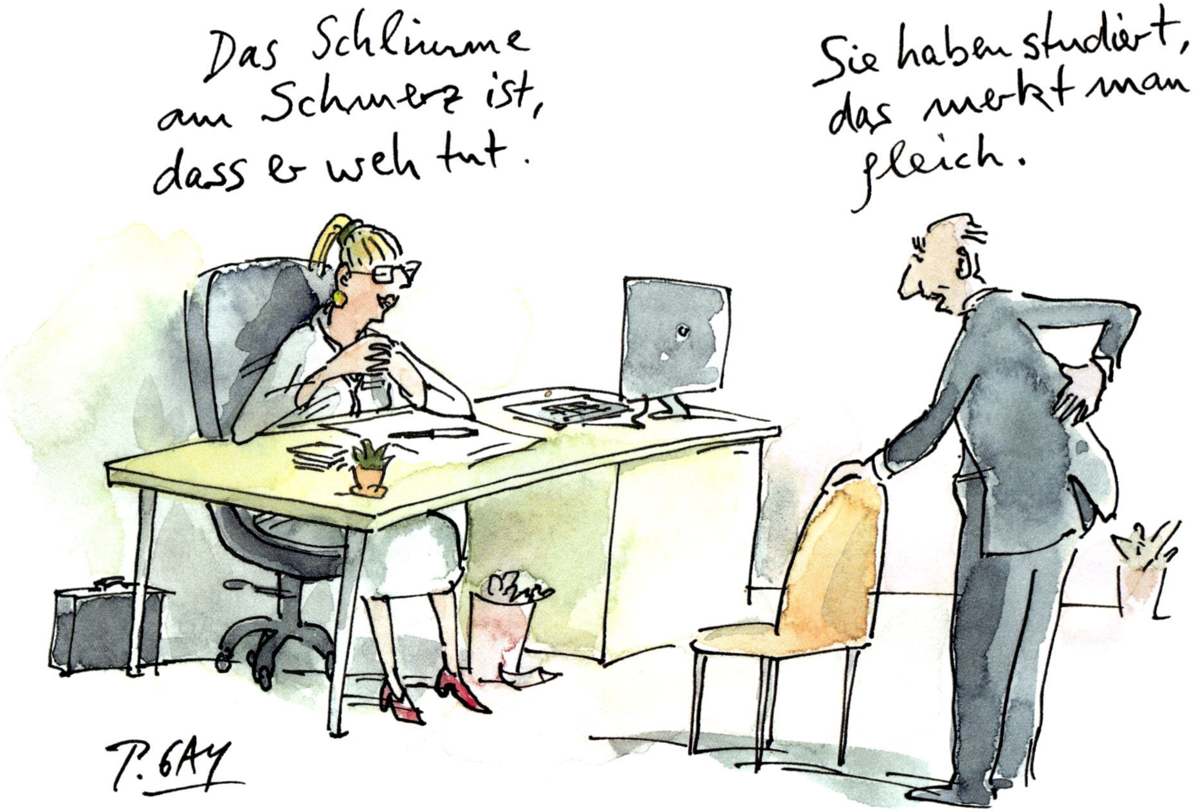
Das Schlimme am Schmerz ist, dass er weh tut.
Sie haben studiert, das merkt man gleich.
P. GAY

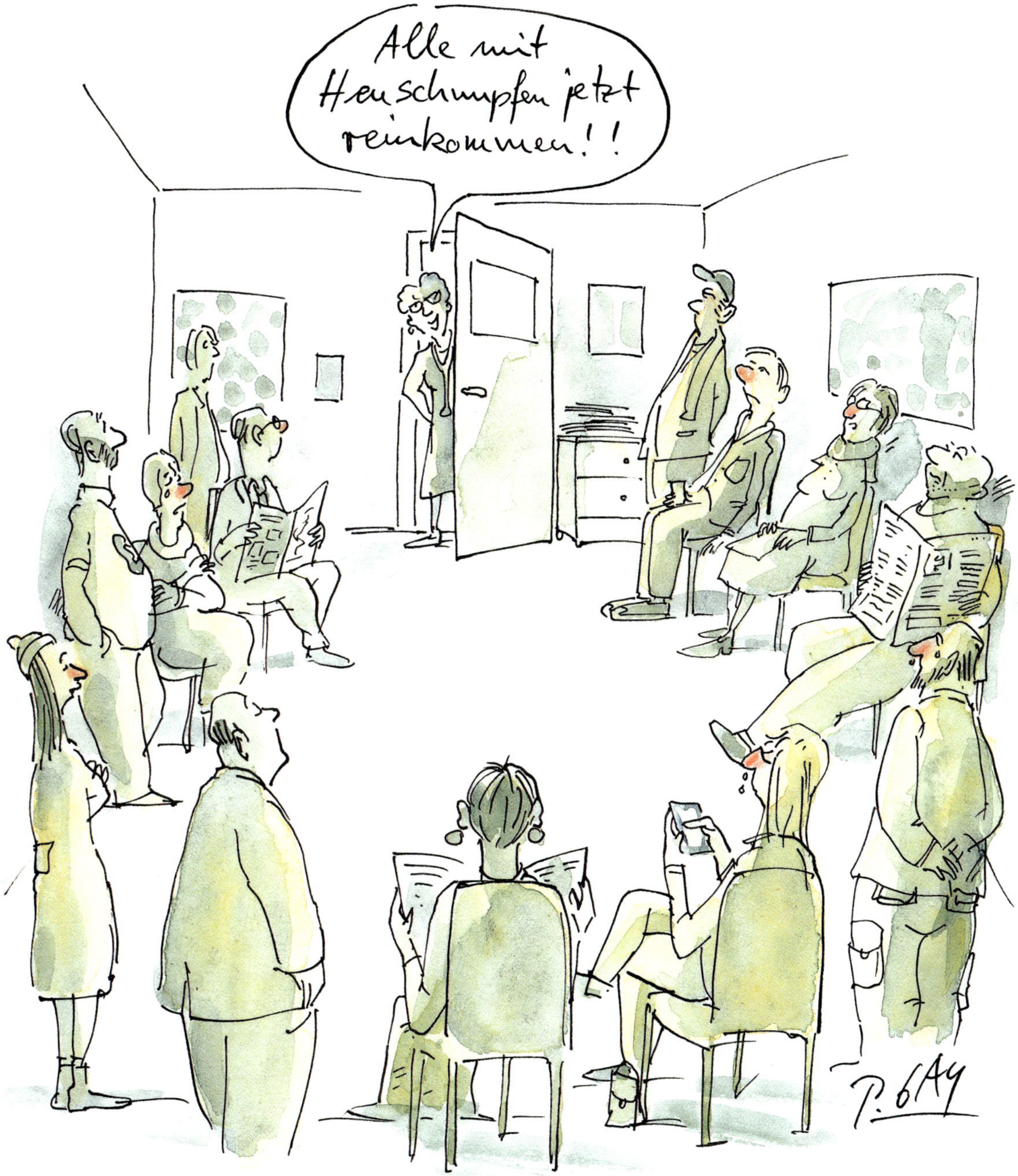
Alle mit Heuschnupfen jetzt reinkommen!!
P. GAY

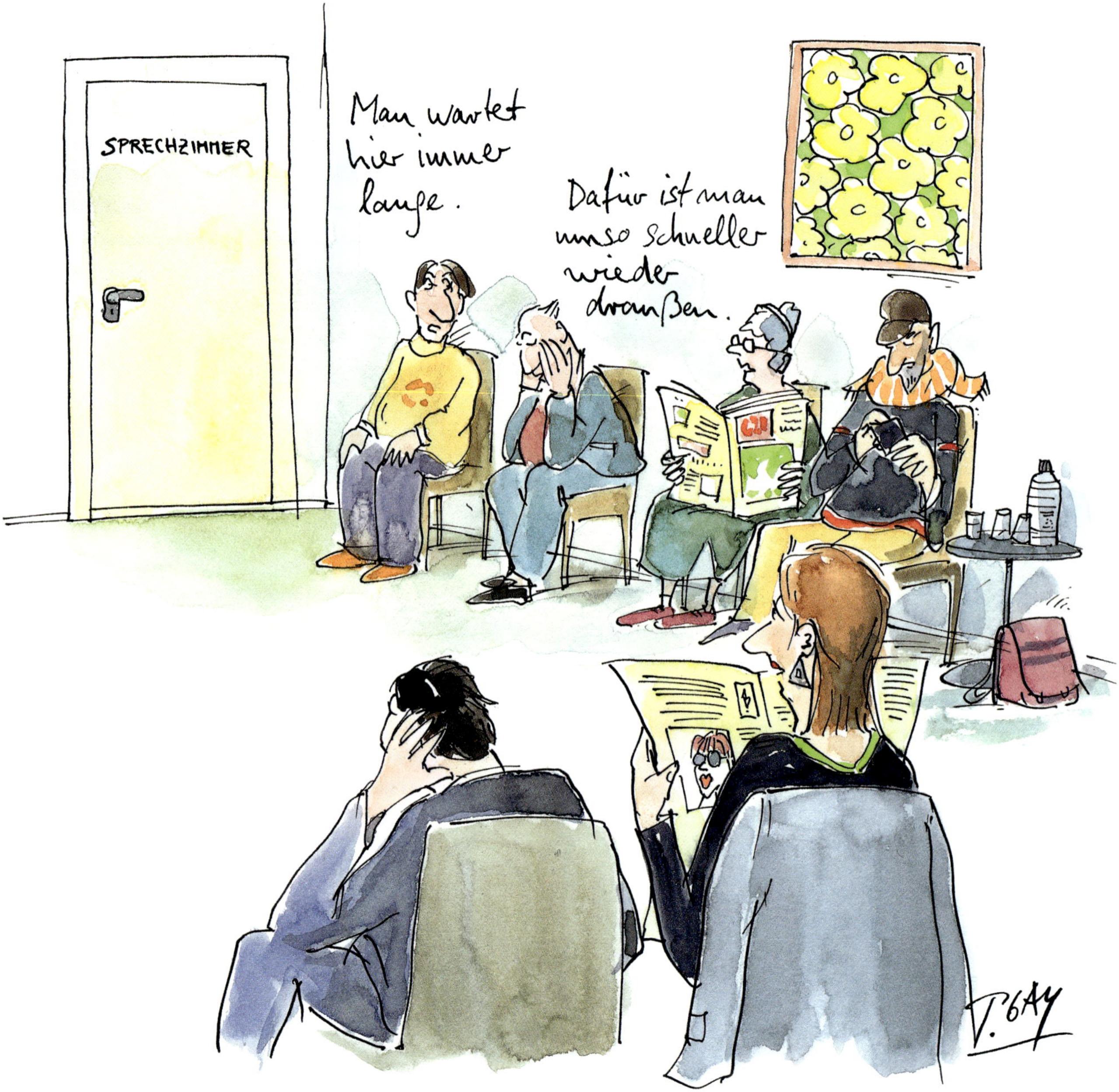
SPRECHZIMMER
Man wartet hier immer lange.
Dafür ist man umso schneller wieder draußen.
T. GAY

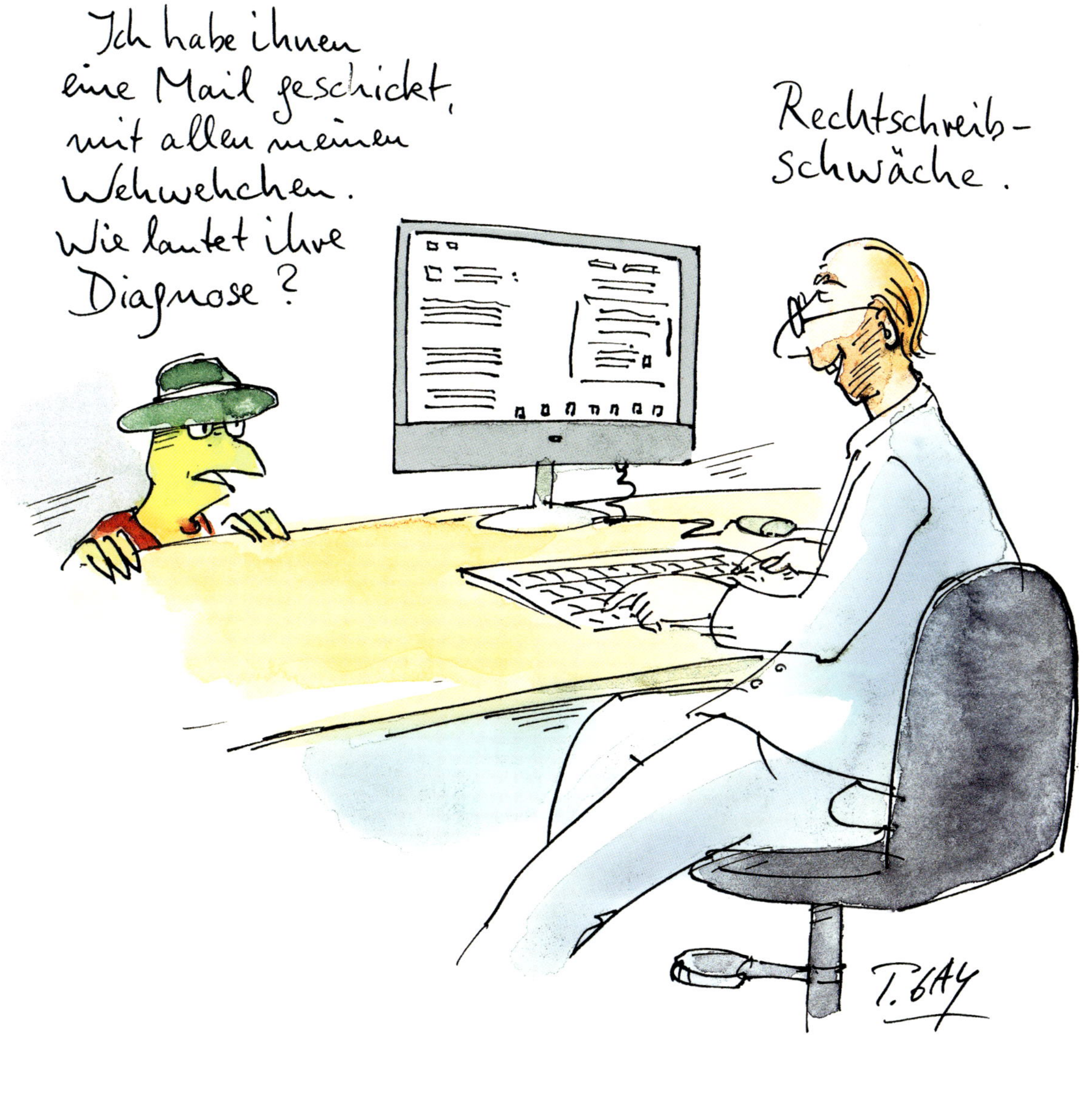
Ich habe ihnen eine Mail geschickt, mit allen meinen Wehwehchen. Wie lautet ihre Diagnose?
Rechtschreib-schwäche.
T. GAY

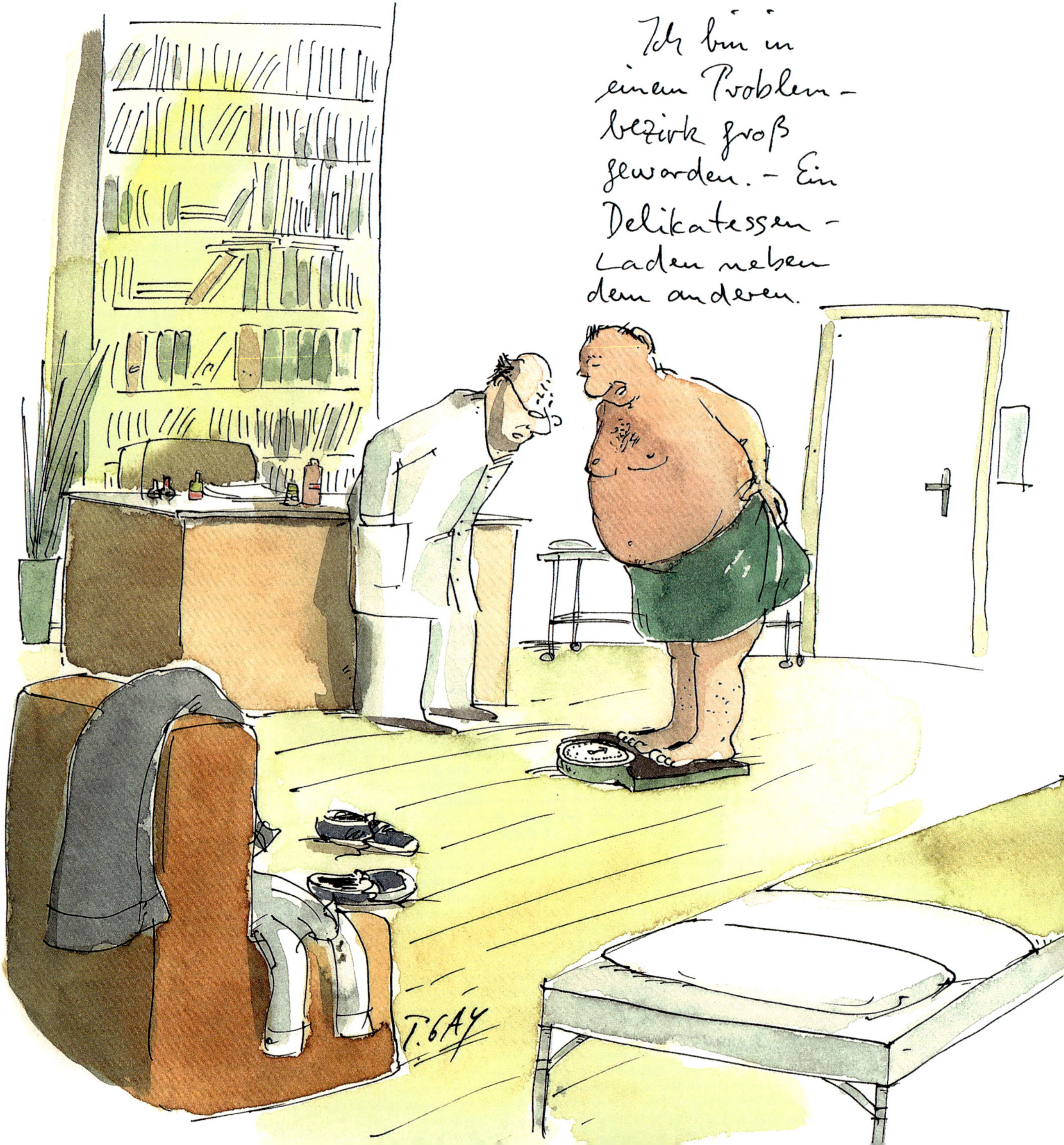
Ich bin in einem Problem-bezirk groß geworden. – Ein Delikatessen-Laden neben dem anderen.
T. GAY

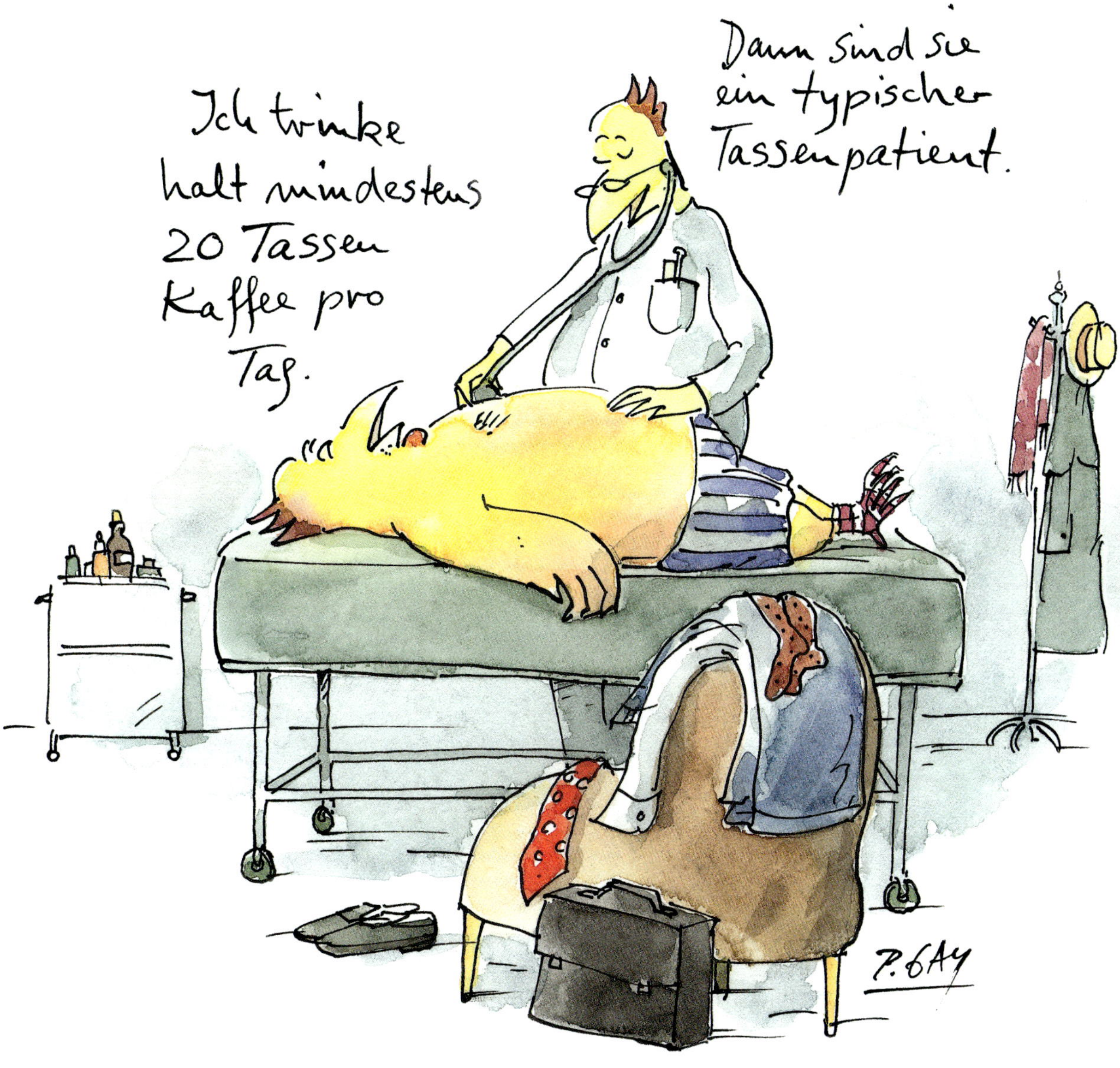
Ich trinke halt mindestens 20 Tassen Kaffee pro Tag.
Dann sind sie ein typischer Tassenpatient.
P. GAY

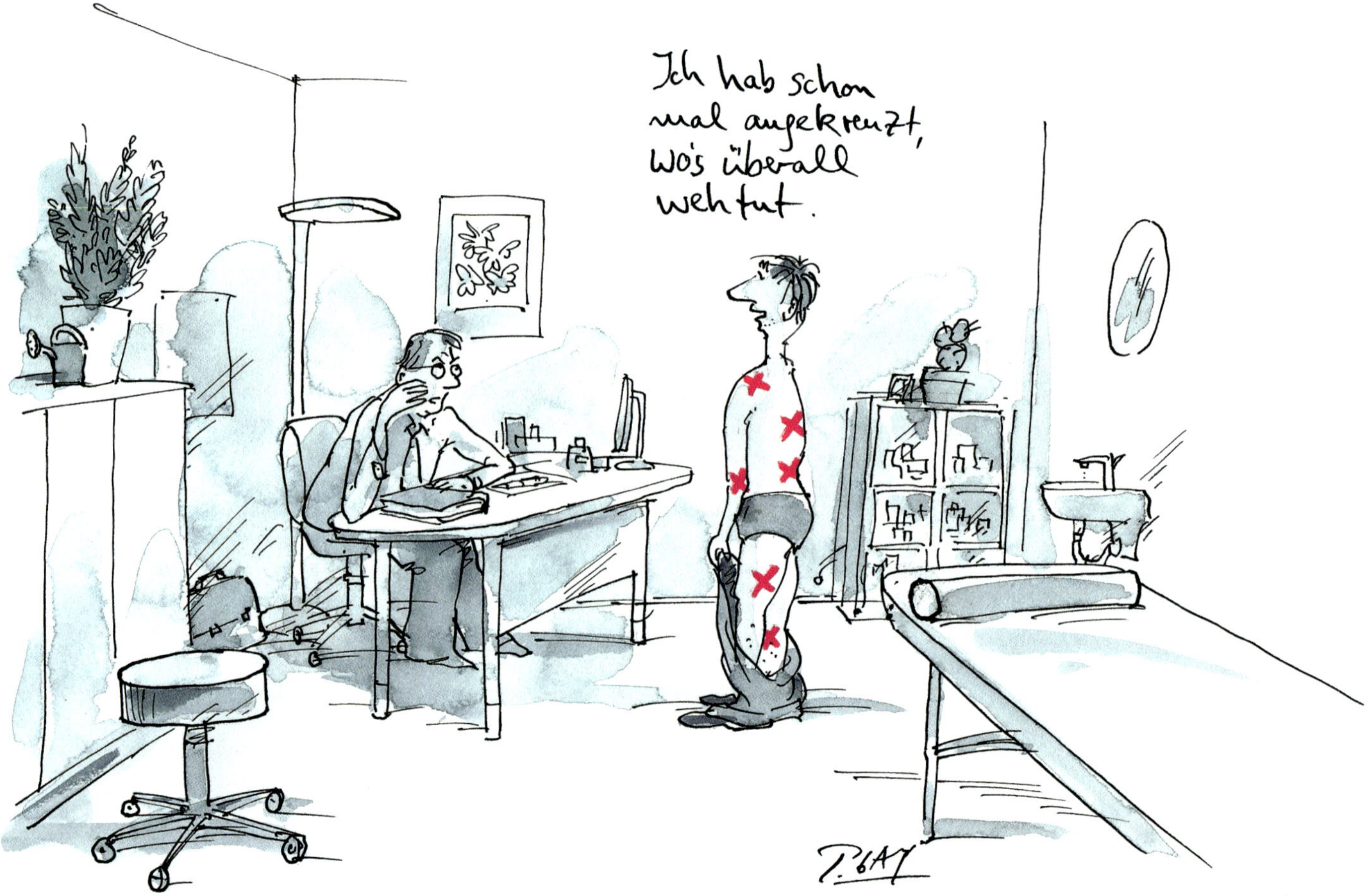
Ich hab schon mal angekreuzt, wo's überall wehtut.
P. GAY

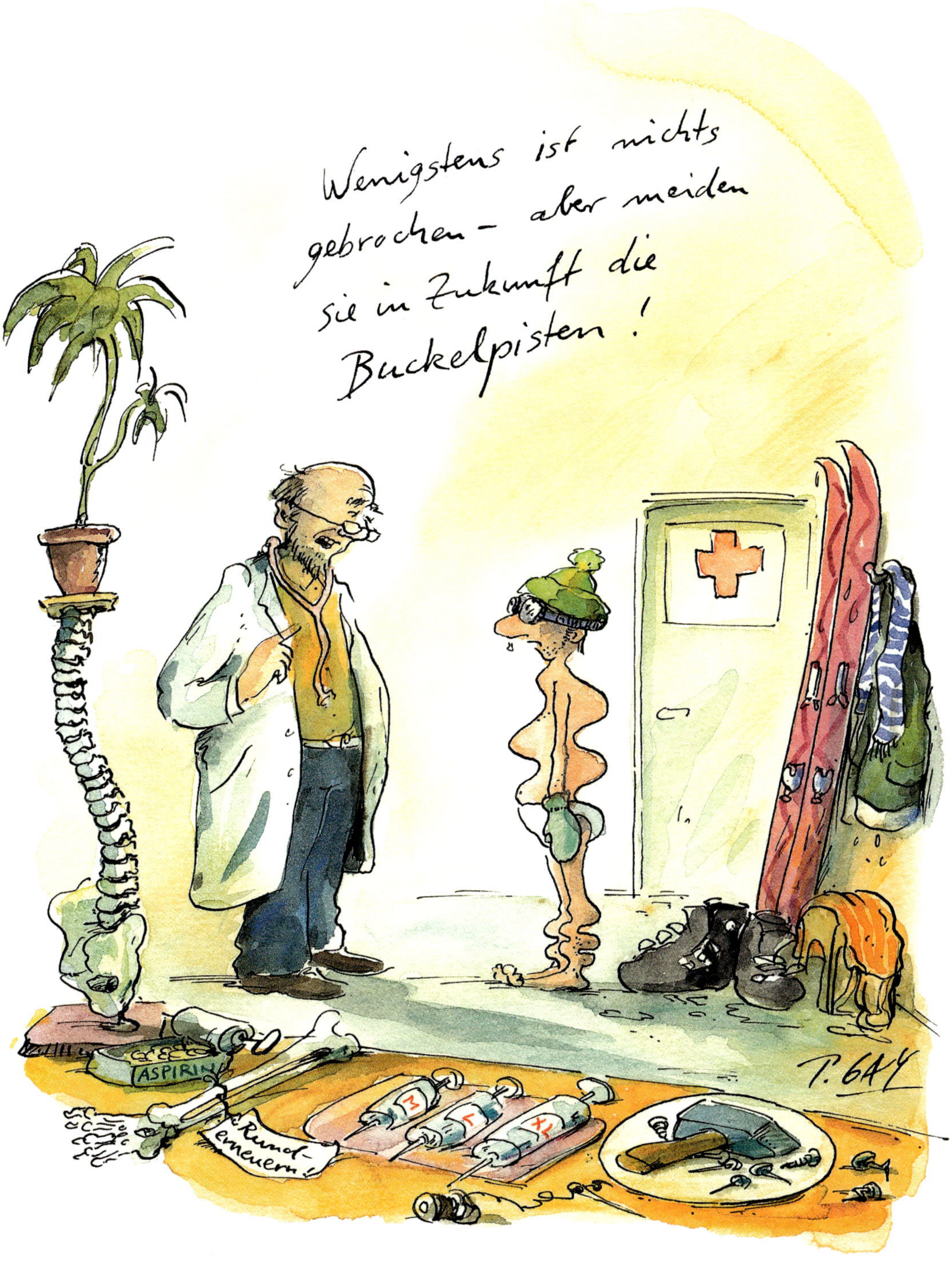
Wenigstens ist nichts gebrochen – aber meiden sie in Zukunft die Buckelpisten!
ASPIRIN
Rund-erneuern!
M
L
XL
T. GAY

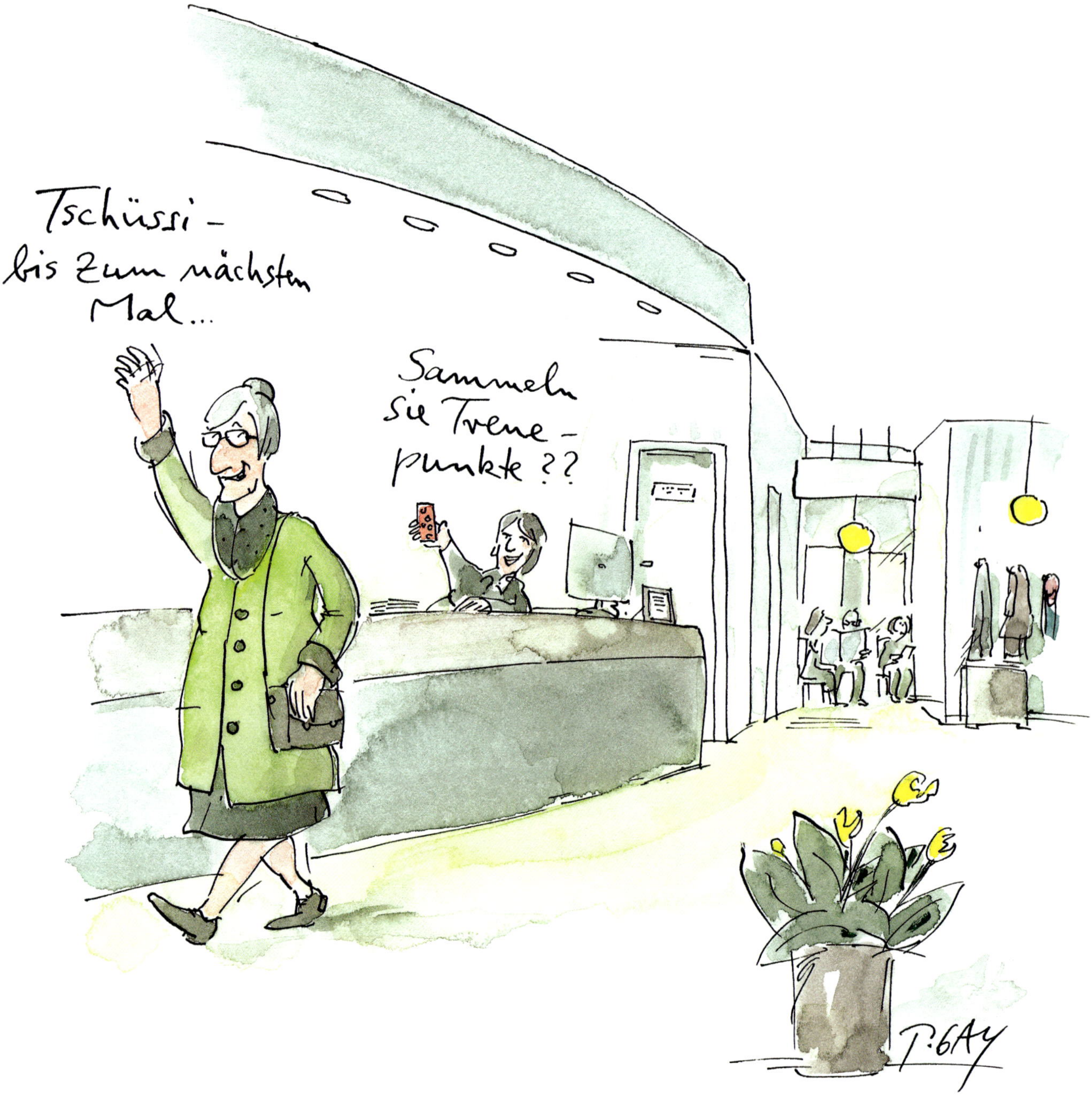
Tschüssi – bis zum nächsten Mal...
Sammeln Sie Treuepunkte??
P. GAY

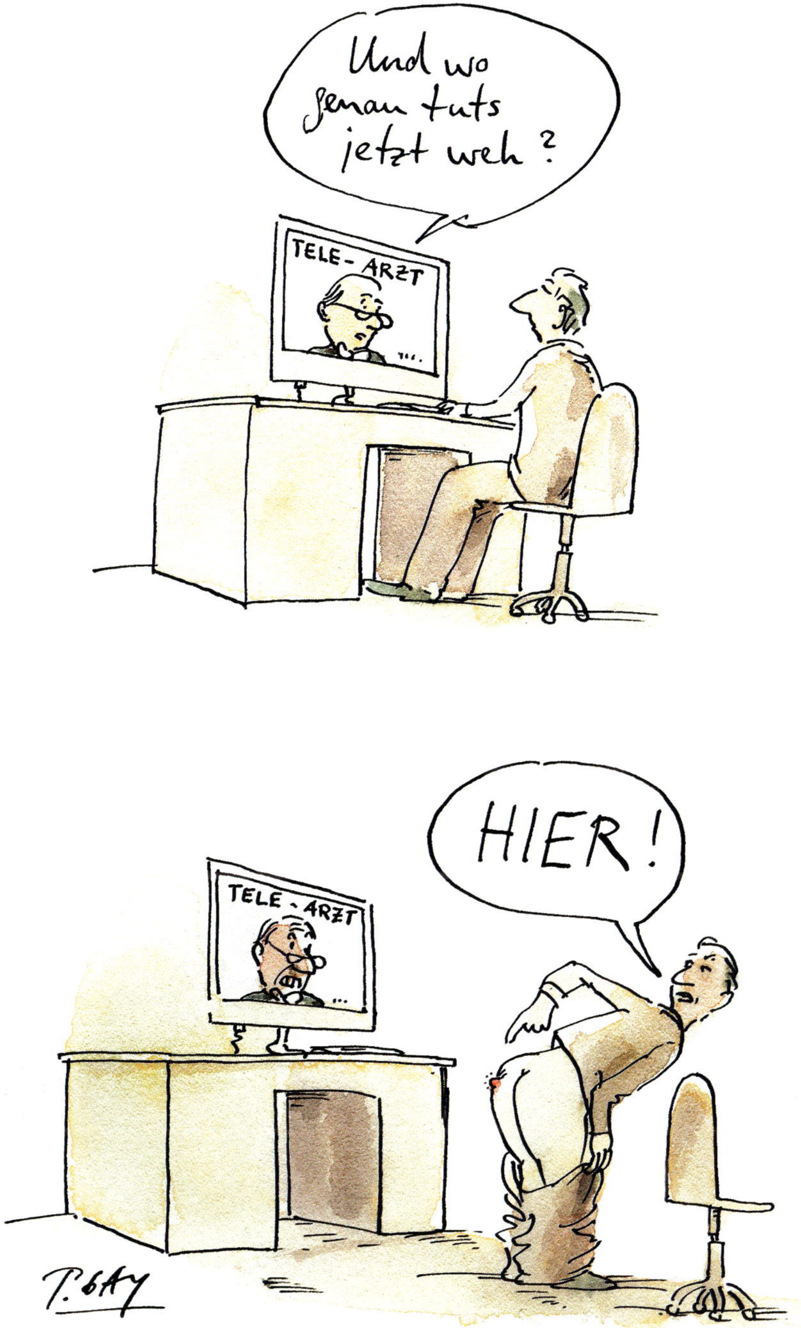

Und wo genau tuts jetzt weh ?
TELE-ARZT
TELE-ARZT
HIER!
P. GAY

PILLEN & SÄFTE

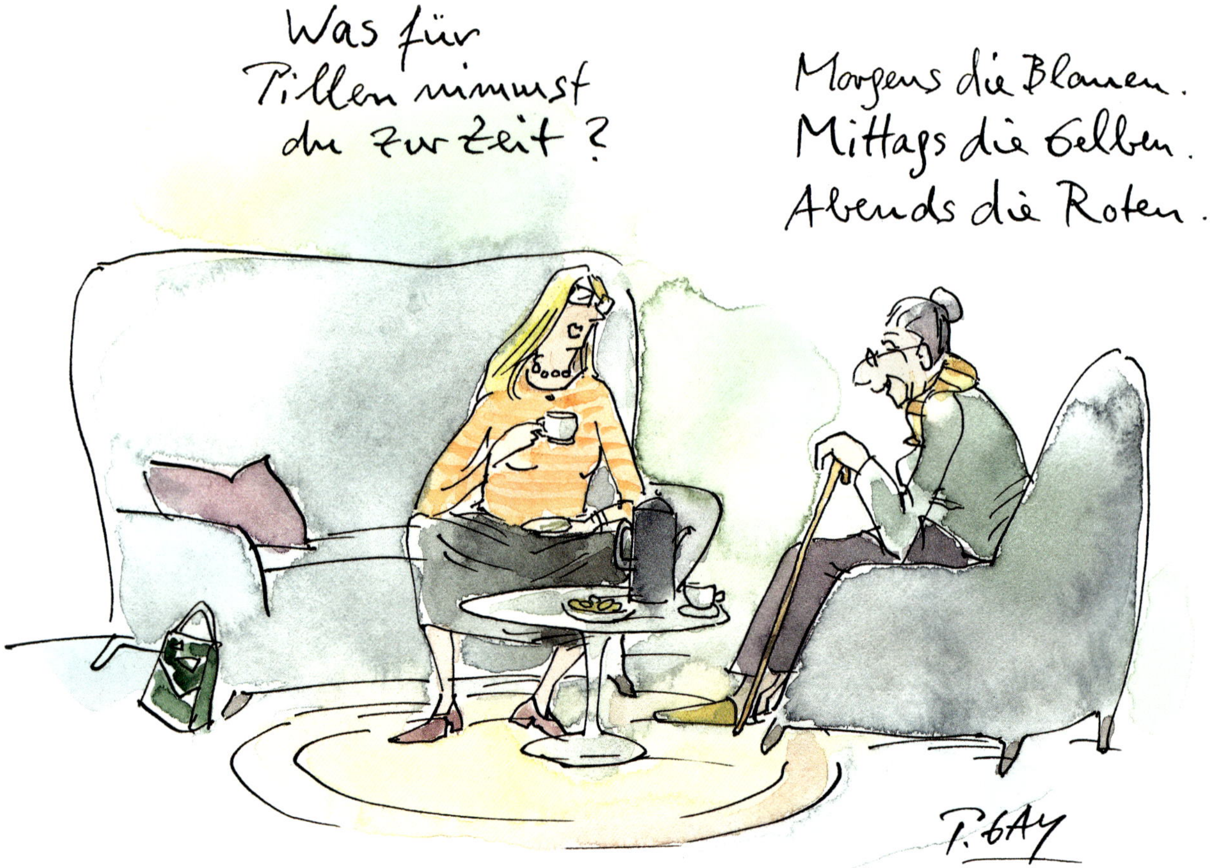
Was für Pillen nimmst du zur Zeit?
Morgens die Blauen. Mittags die Gelben. Abends die Roten.
P. GAY

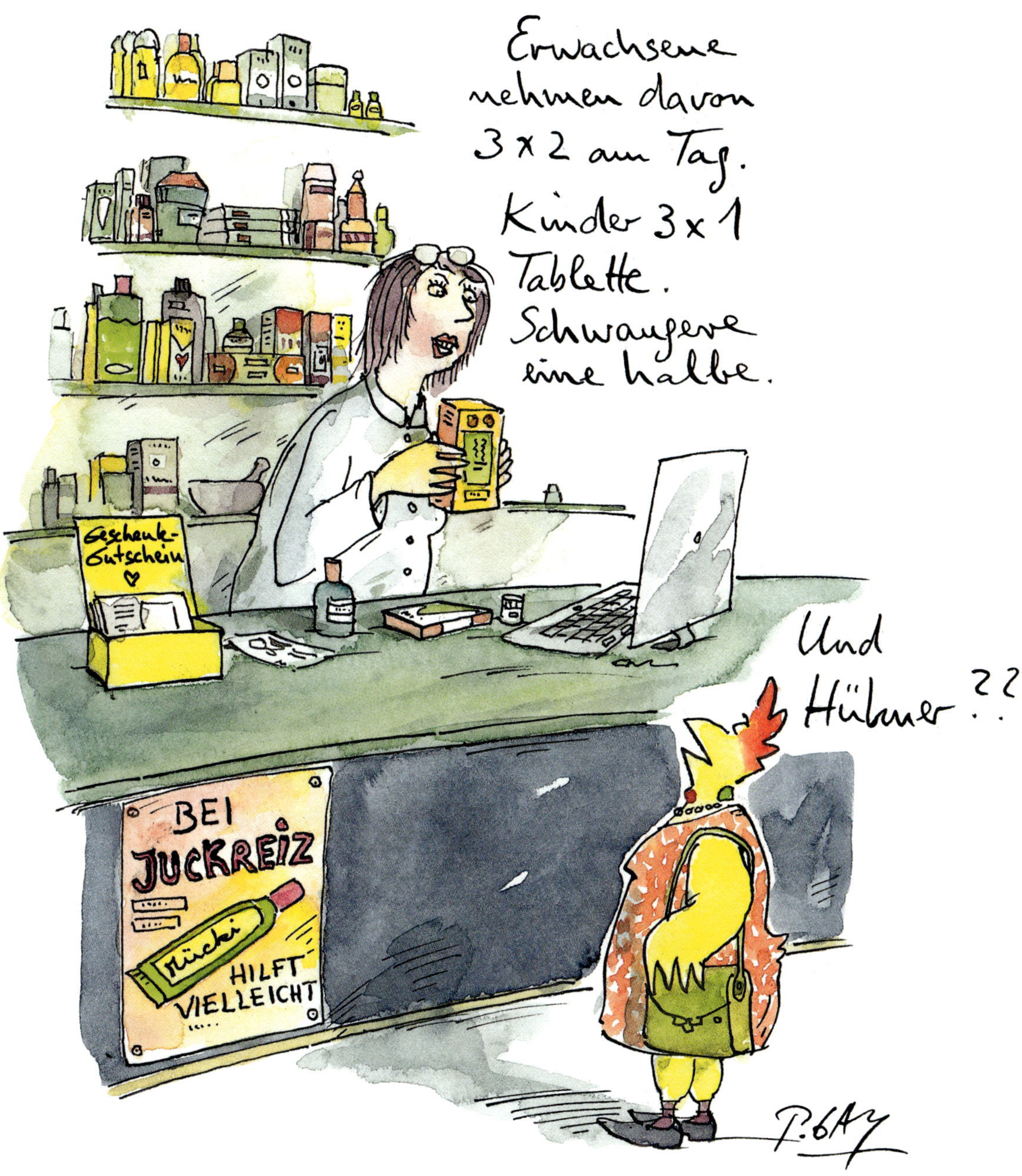
Erwachsene nehmen davon 3 x 2 am Tag. Kinder 3 x 1 Tablette. Schwangere eine halbe.
Und Hühner??
Geschenk-Gutschein
BEI JUCKREIZ
Mücki
HILFT VIELLEICHT
P. GAY

Mein Medizinschränkchen

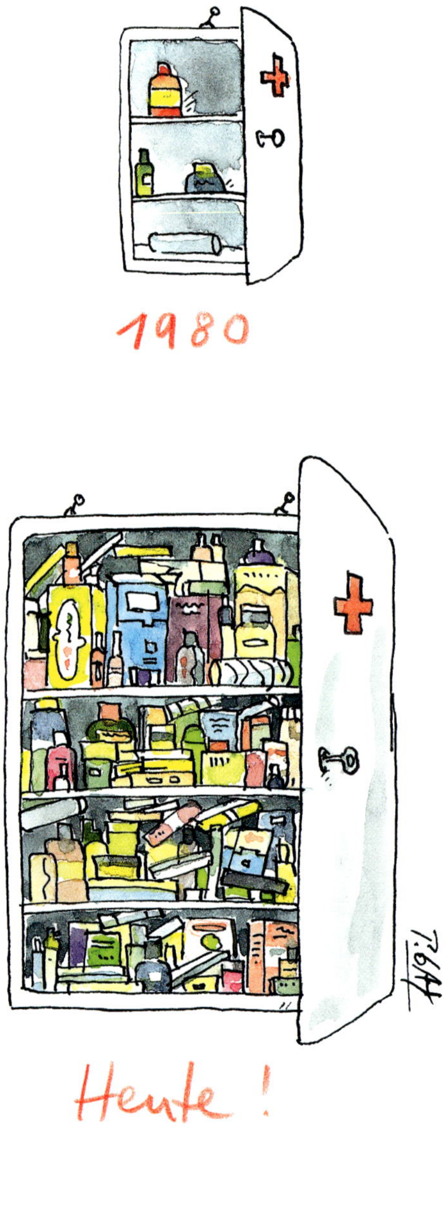

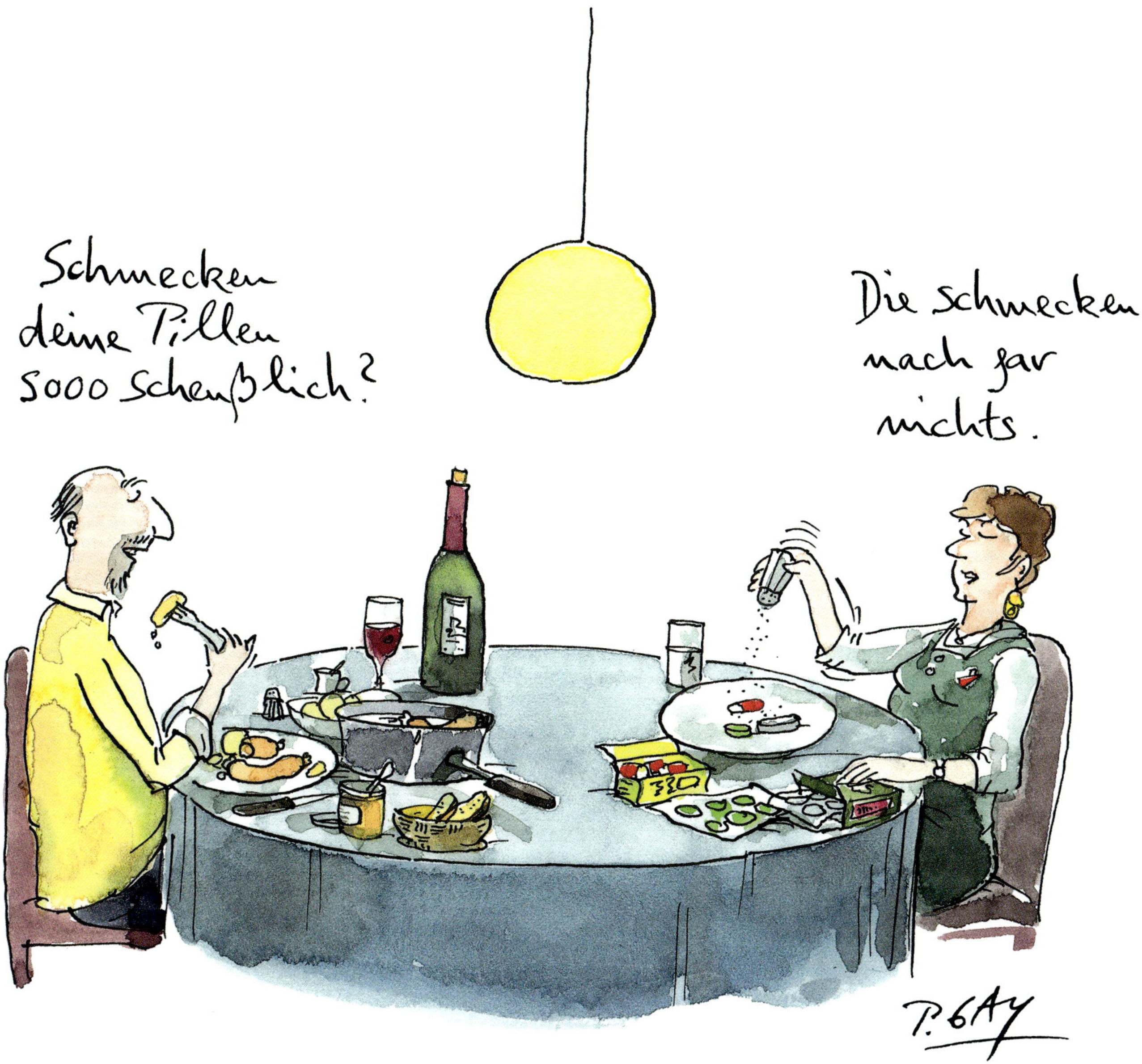
Schmecken deine Pillen sooo scheußlich?
Die schmecken nach gar nichts.
P. GAY

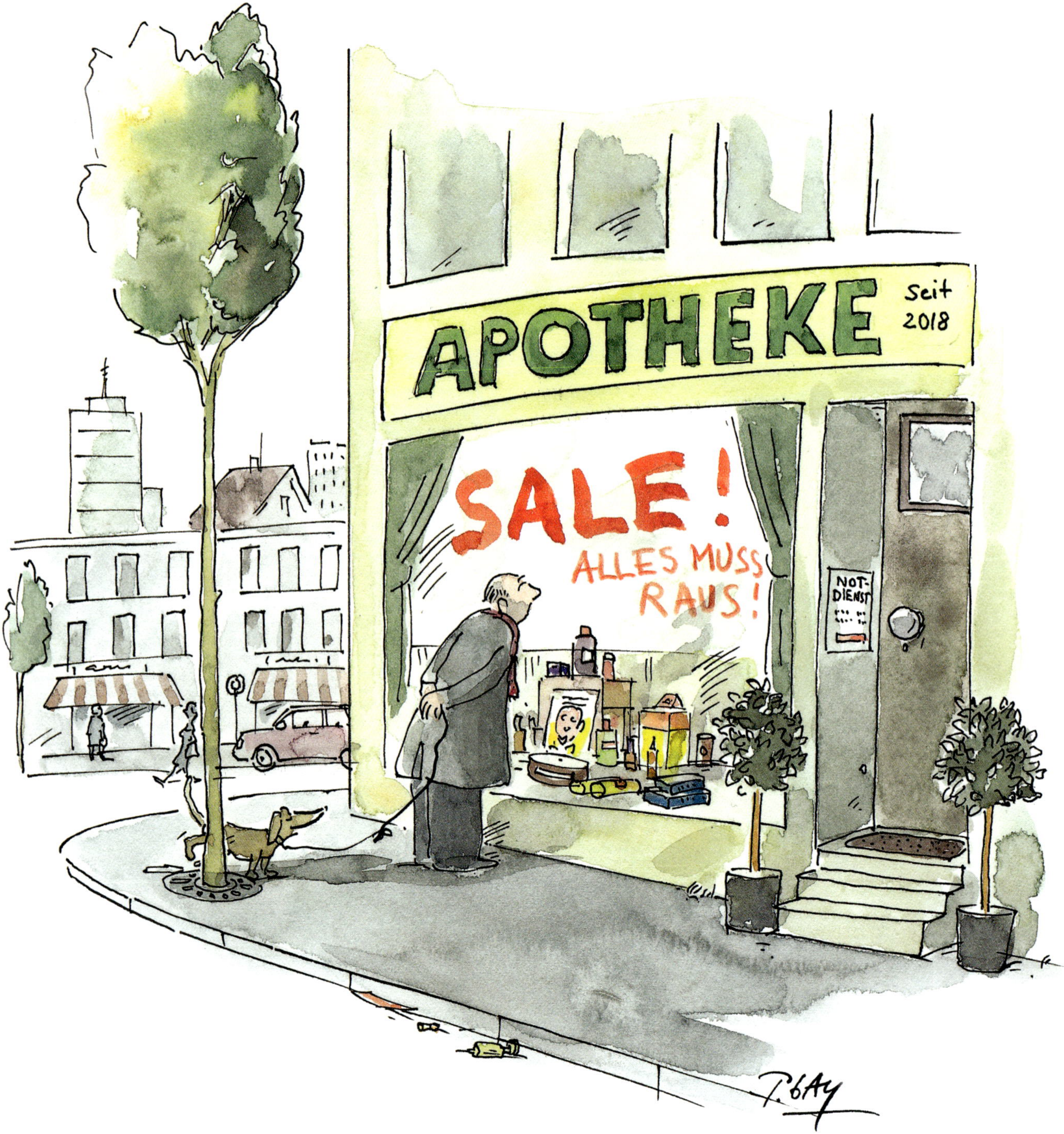
APOTHEKE
Seit
2018
SALE!
ALLES MUSS
RAUS!
NOT-
DIENST
P. GAY

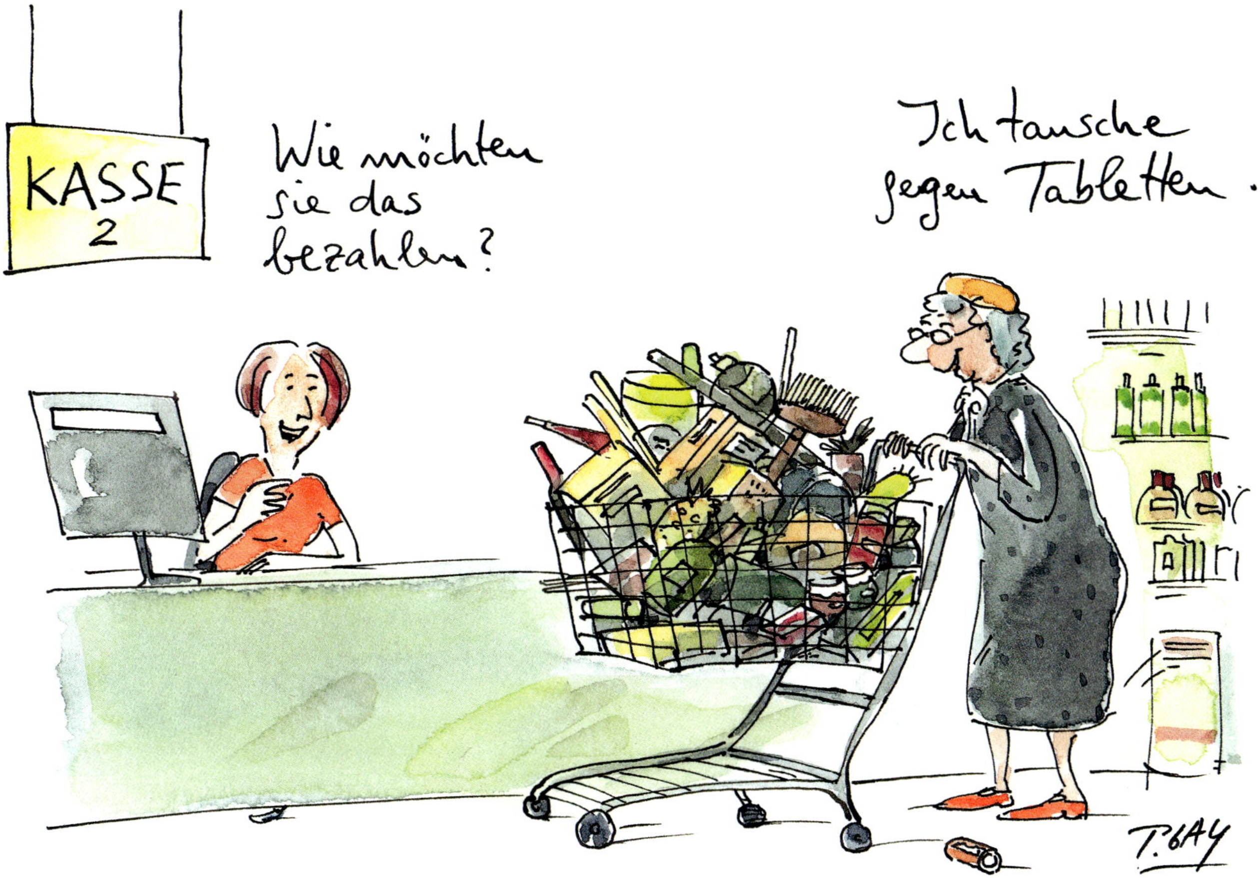
KASSE
2
Wie möchten sie das bezahlen?
Ich tausche gegen Tabletten.
T. GAY

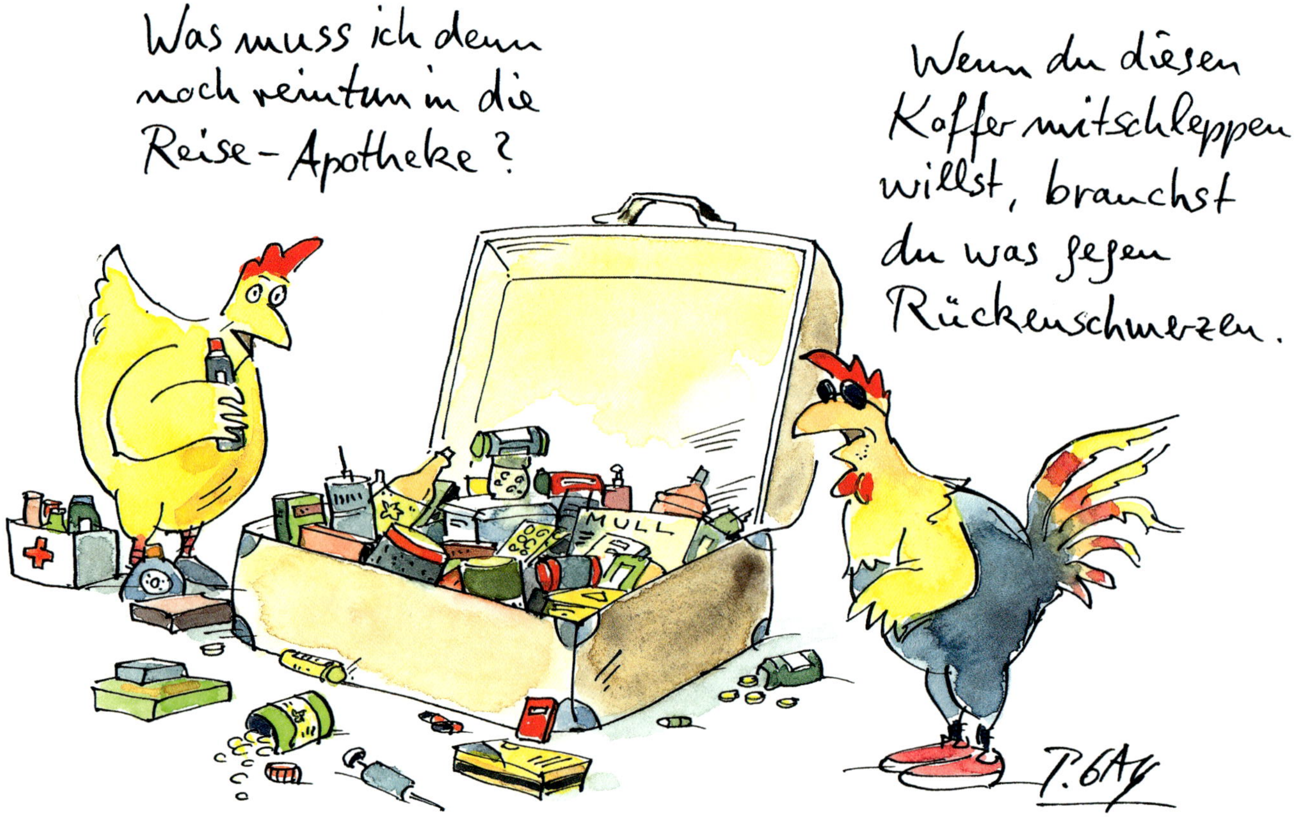
Was muss ich denn noch reintun in die Reise-Apotheke?
Wenn du diesen Koffer mitschleppen willst, brauchst du was gegen Rückenschmerzen.
MULL
P. GAY

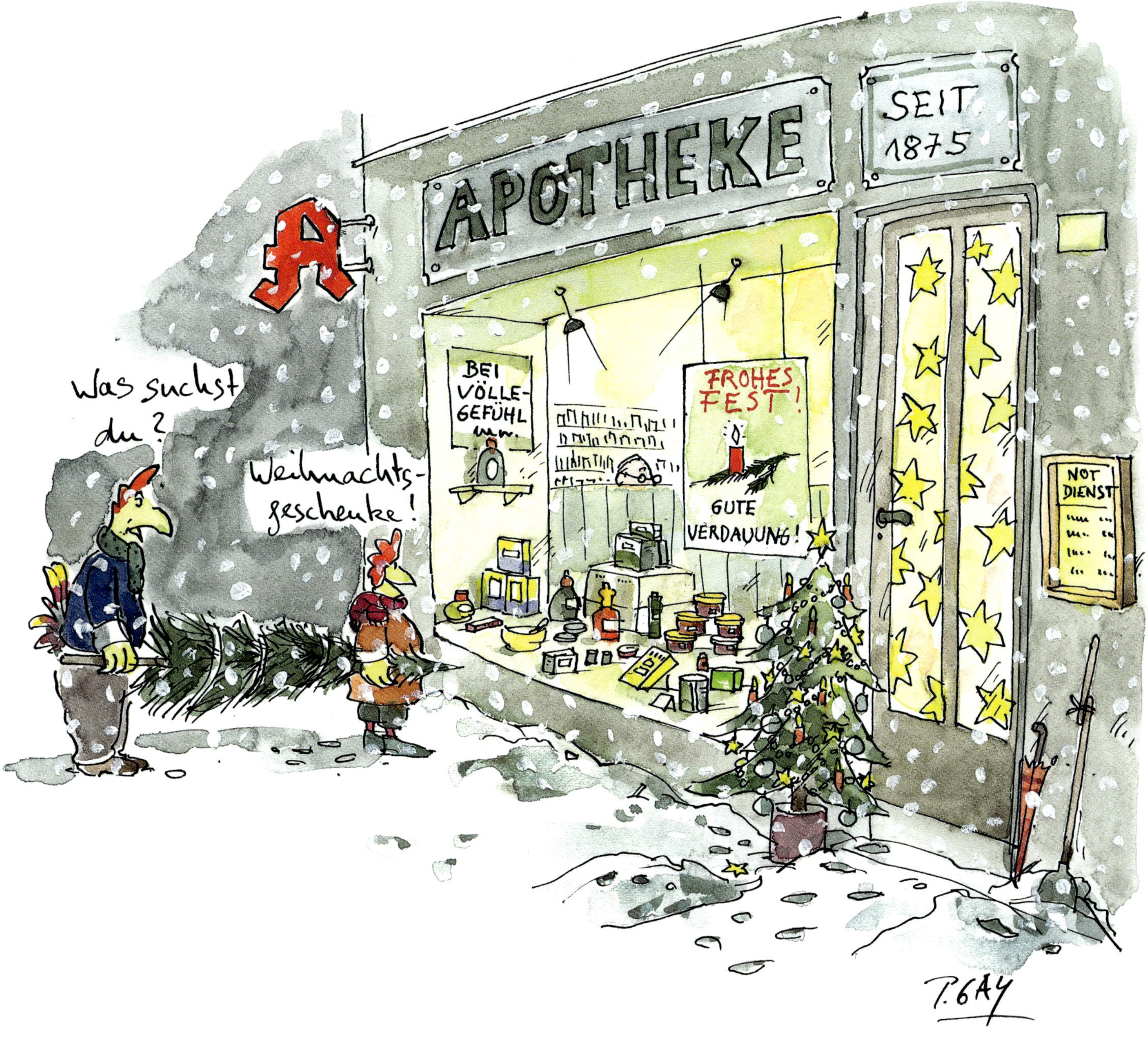
Was suchst du?
Weihnachts-geschenke!
APOTHEKE
SEIT 1875
BEI VÖLLE-GEFÜHL
FROHES FEST!
GUTE VERDAUUNG!
NOT DIENST
P. GAY

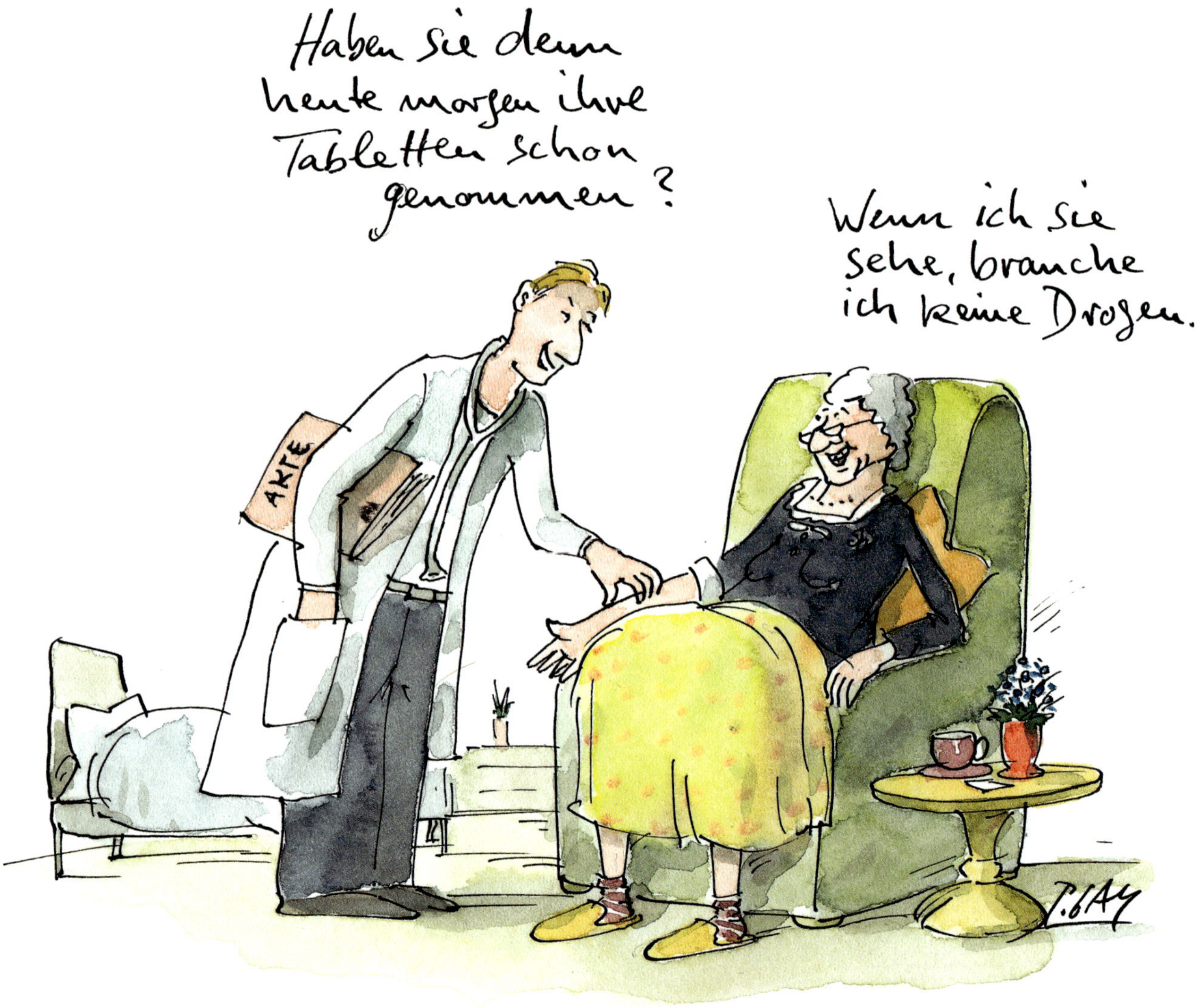
Haben sie denn heute morgen ihre Tabletten schon genommen?
Wenn ich sie sehe, brauche ich keine Drogen.
AKTE
P.GAY

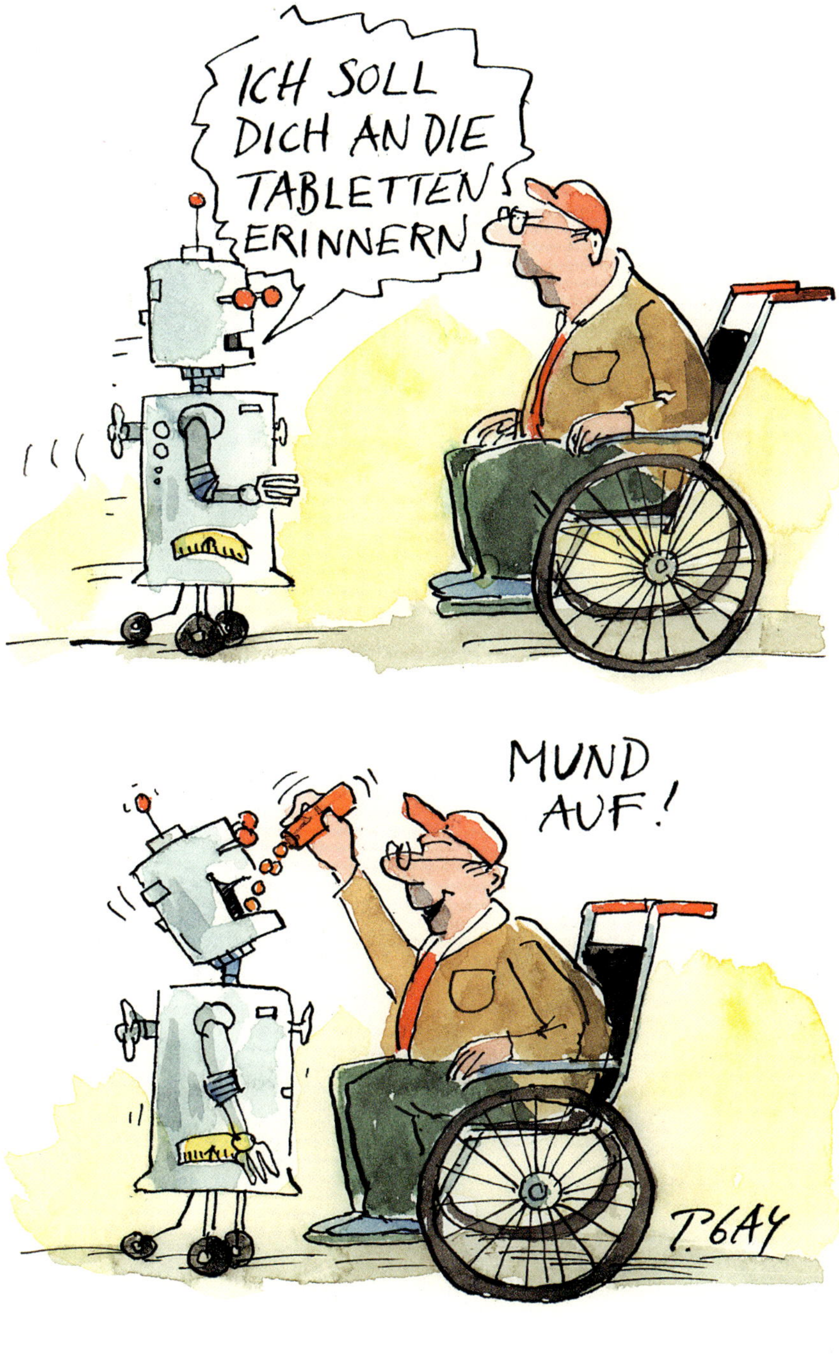
ICH SOLL DICH AN DIE TABLETTEN ERINNERN
MUND AUF!
P. GAY

(KLEINE) WEHWEHCHEN

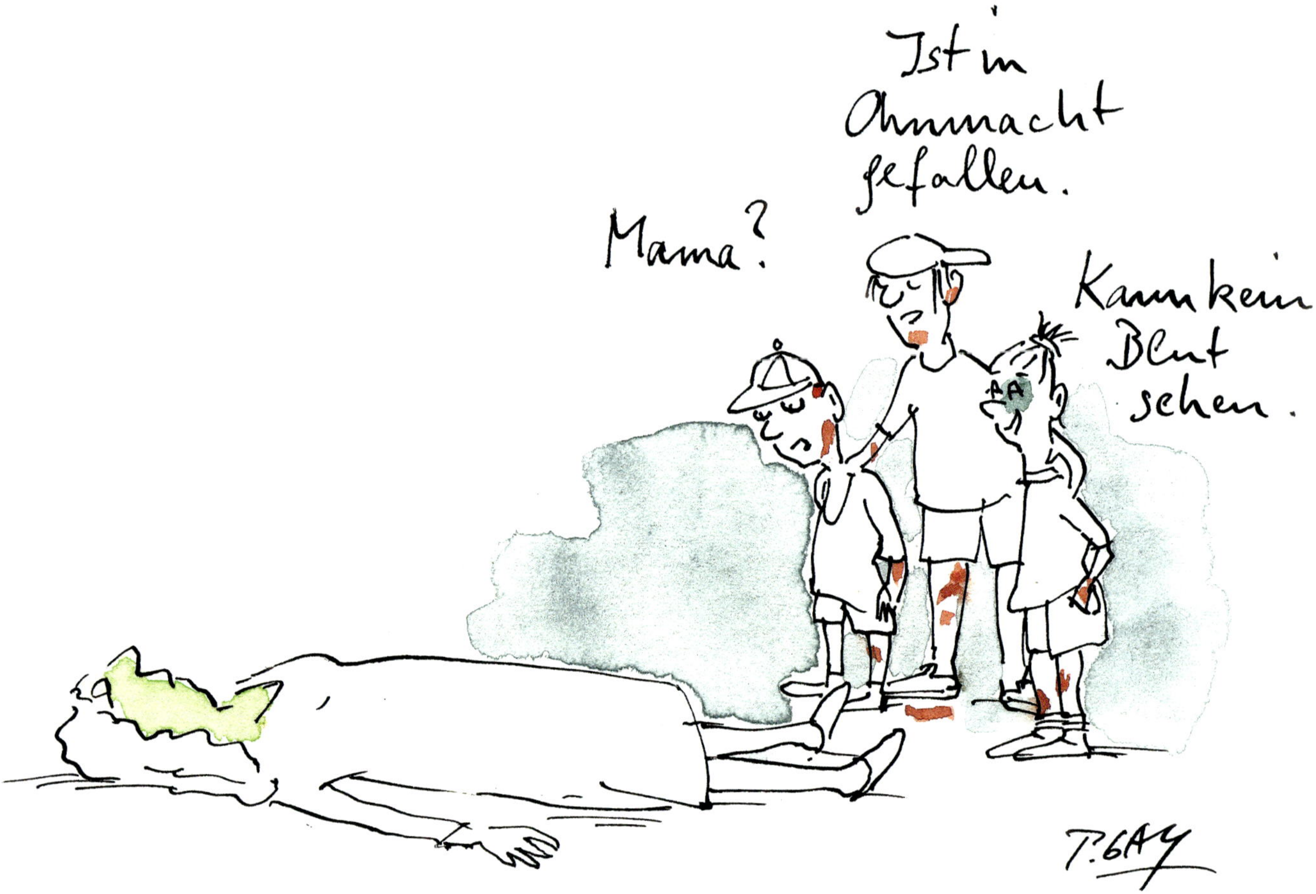
Ist in Ohnmacht gefallen.
Mama?
Kann kein Blut sehen.
T. GAY

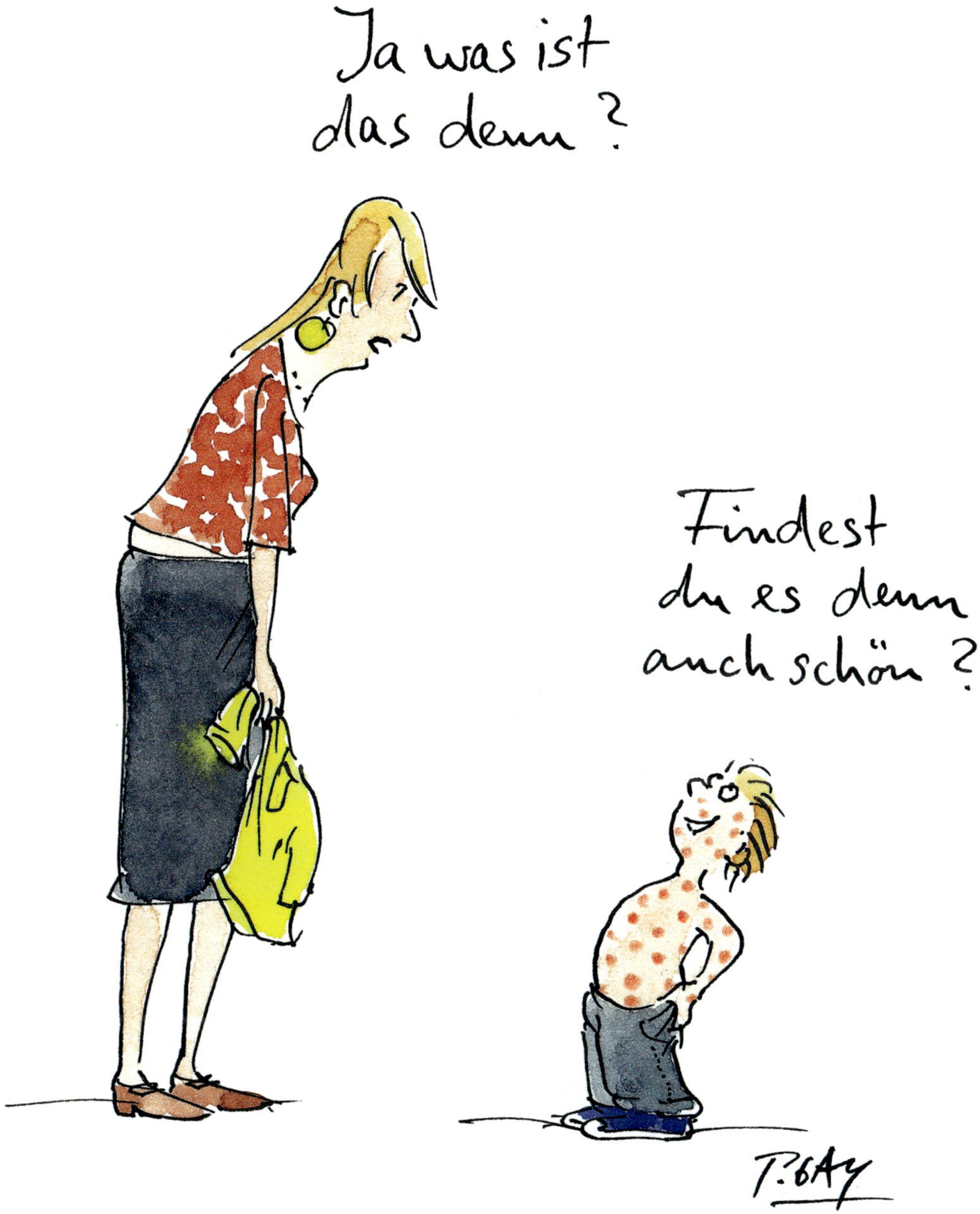

Ja was ist das denn?
Findest du es denn auch schön?
T. GAY

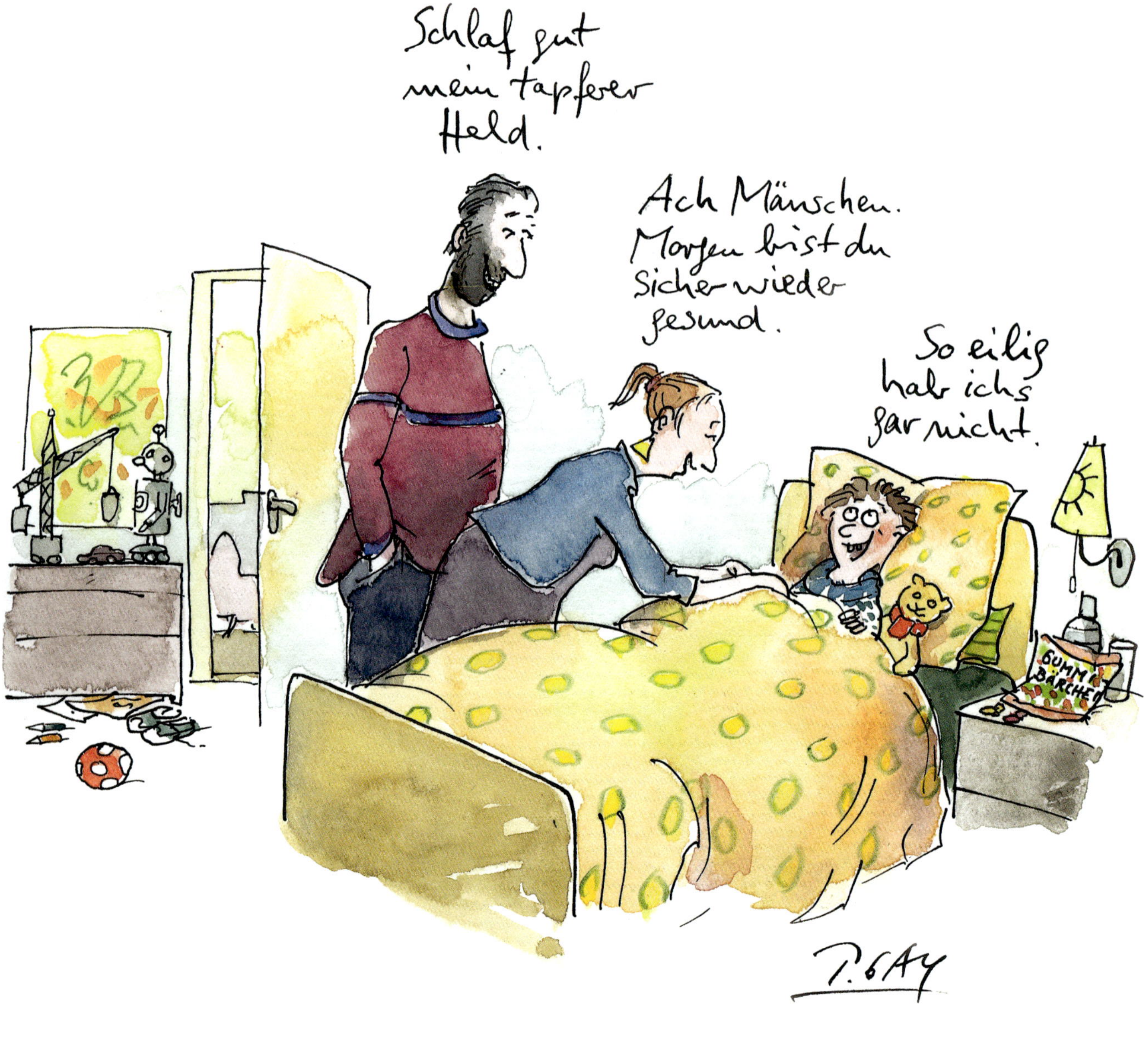

Schlaf gut mein tapferer Held.
Ach Mänschen. Morgen bist du sicher wieder gesund.
So eilig hab ichs gar nicht.
GUMMIBÄRCHEN
P. GAY

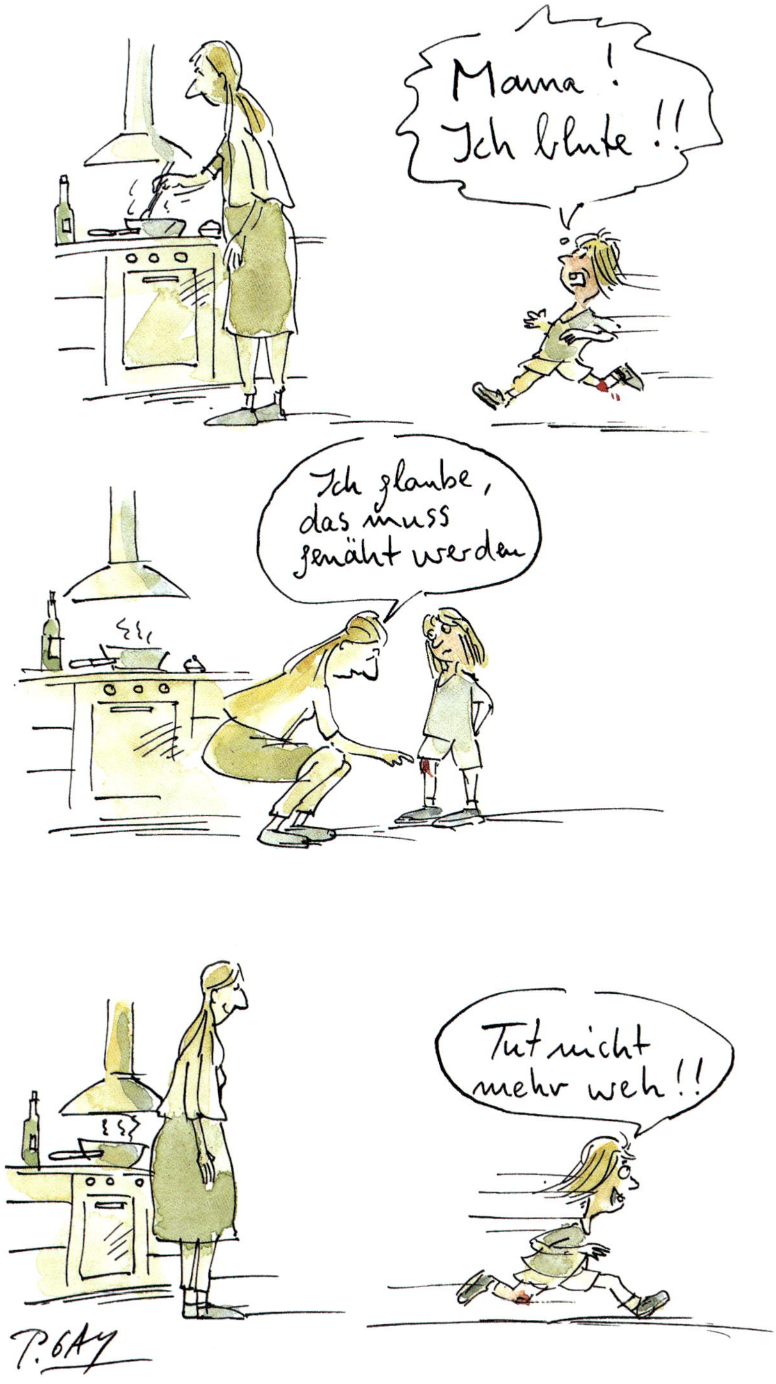
Mama! Ich blute!!
Ich glaube, das muss genäht werden
Tut nicht mehr weh!!
P. GAY

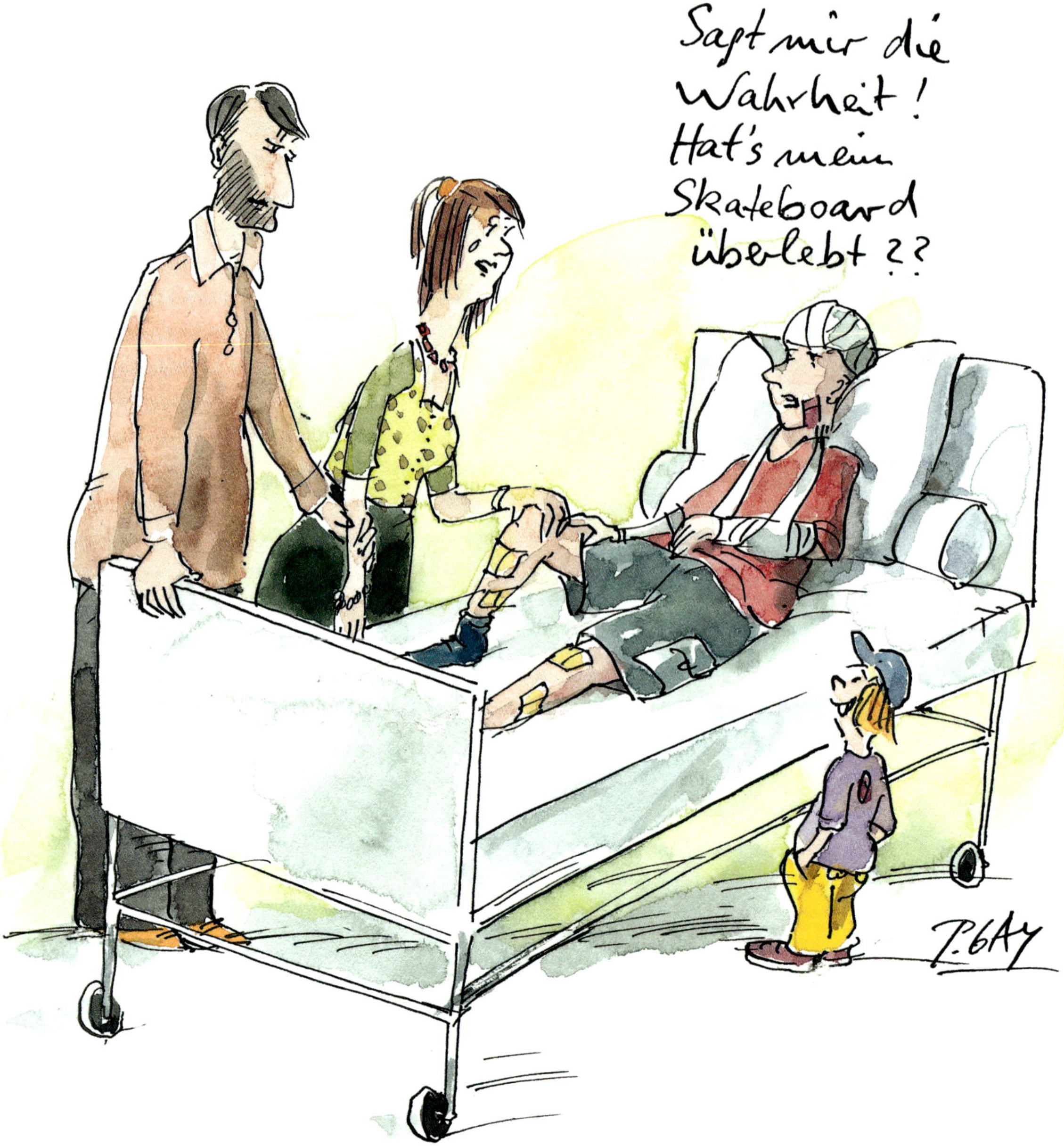
Sagt mir die Wahrheit! Hat's mein Skateboard überlebt??
P. GAY

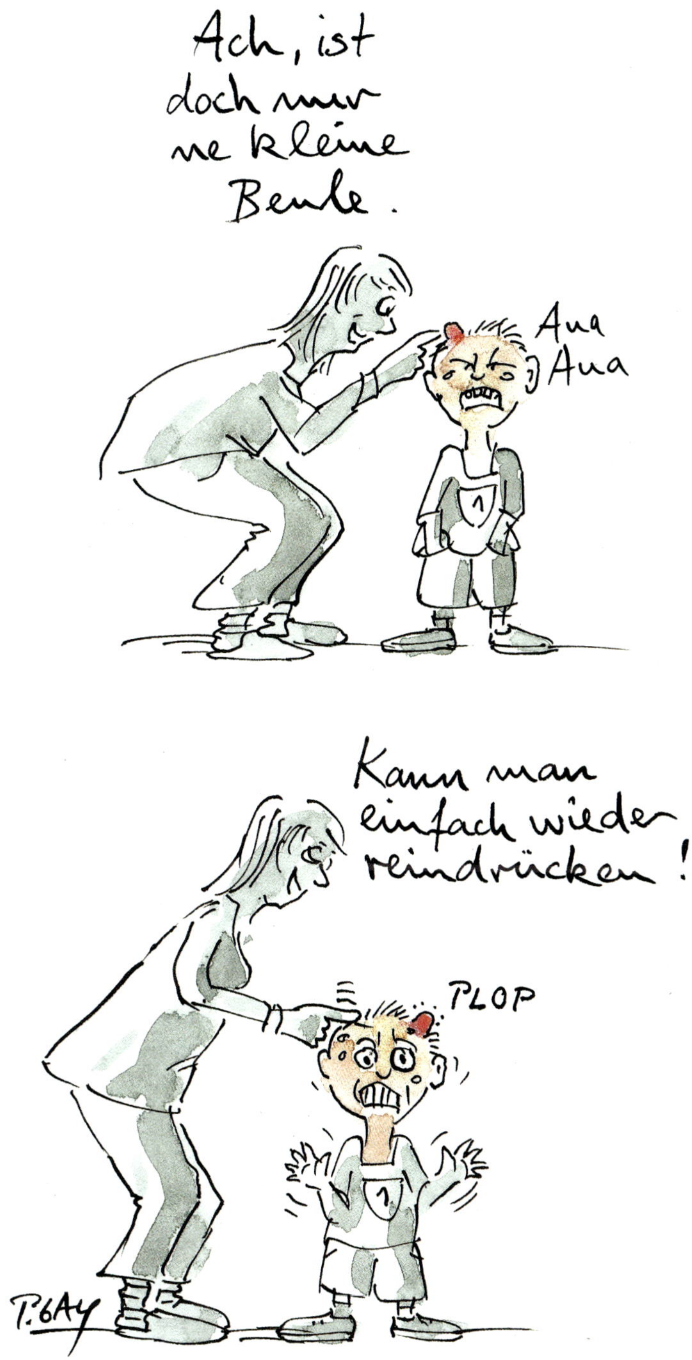
Ach, ist doch nur ne kleine Beule.
Aua Aua
Kann man einfach wieder reindrücken!
PLOP
P. GAY

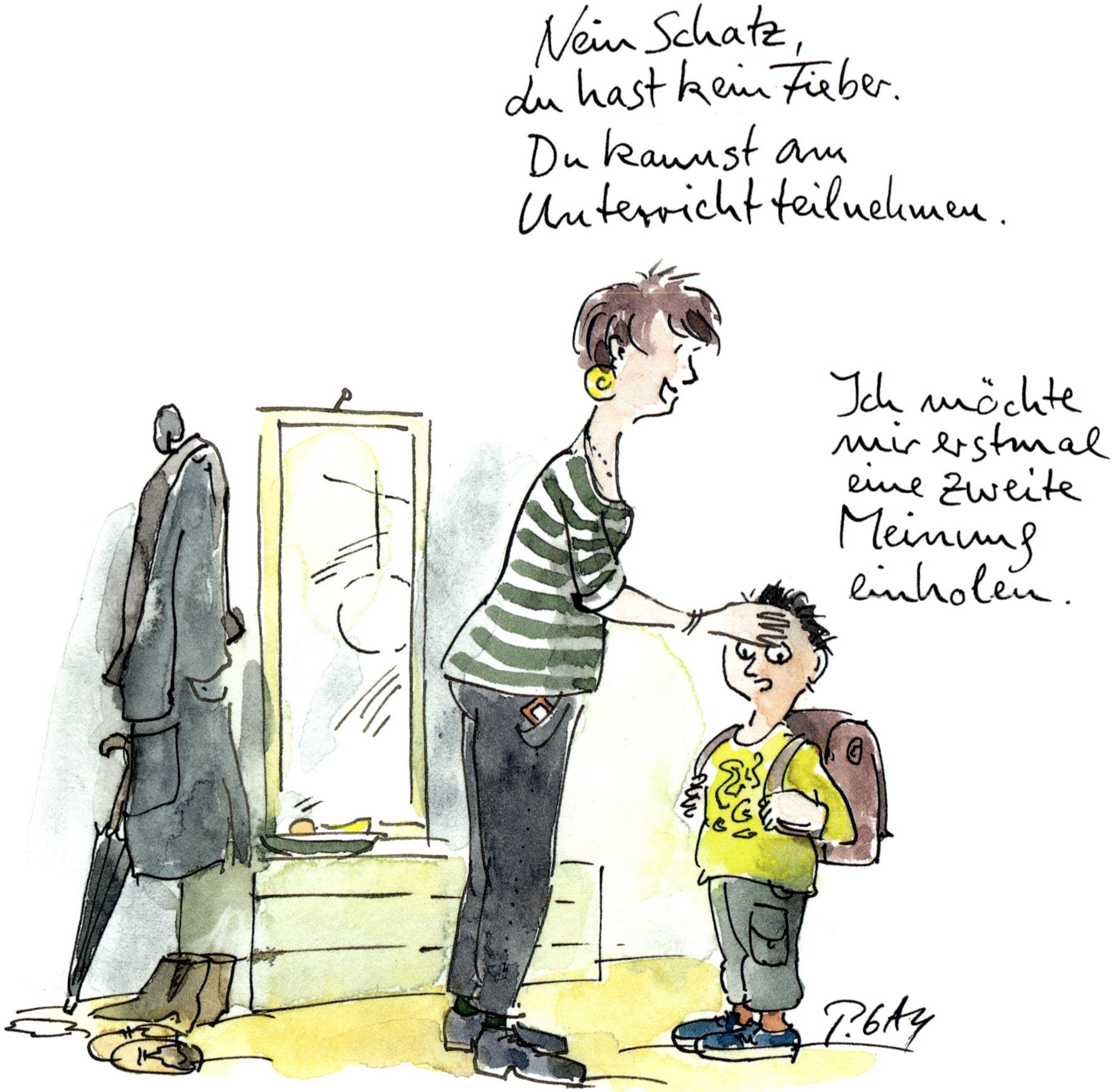
Nein Schatz,
du hast kein Fieber.
Du kannst am
Unterricht teilnehmen.
Ich möchte
mir erstmal
eine zweite
Meinung
einholen.
P. GAY

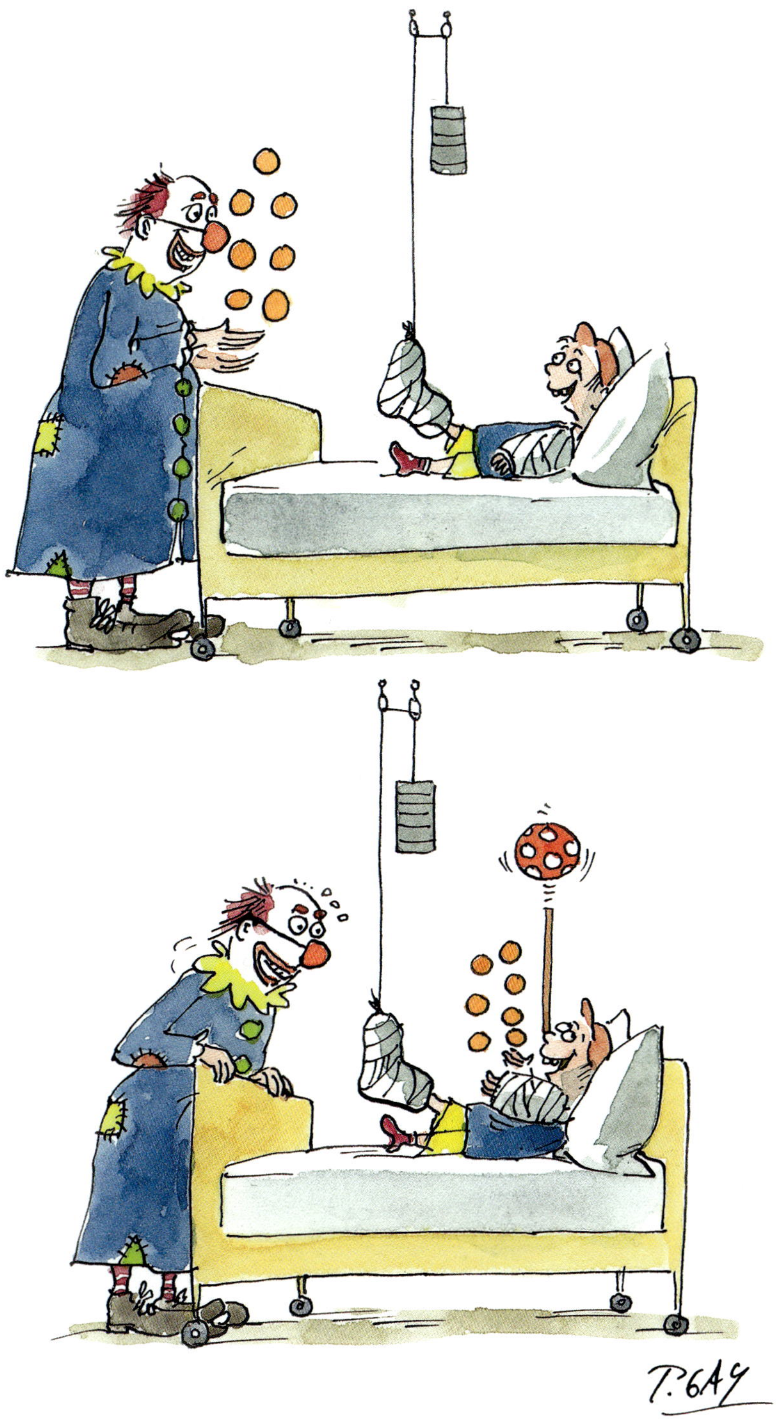

AB INS KRANKENHAUS

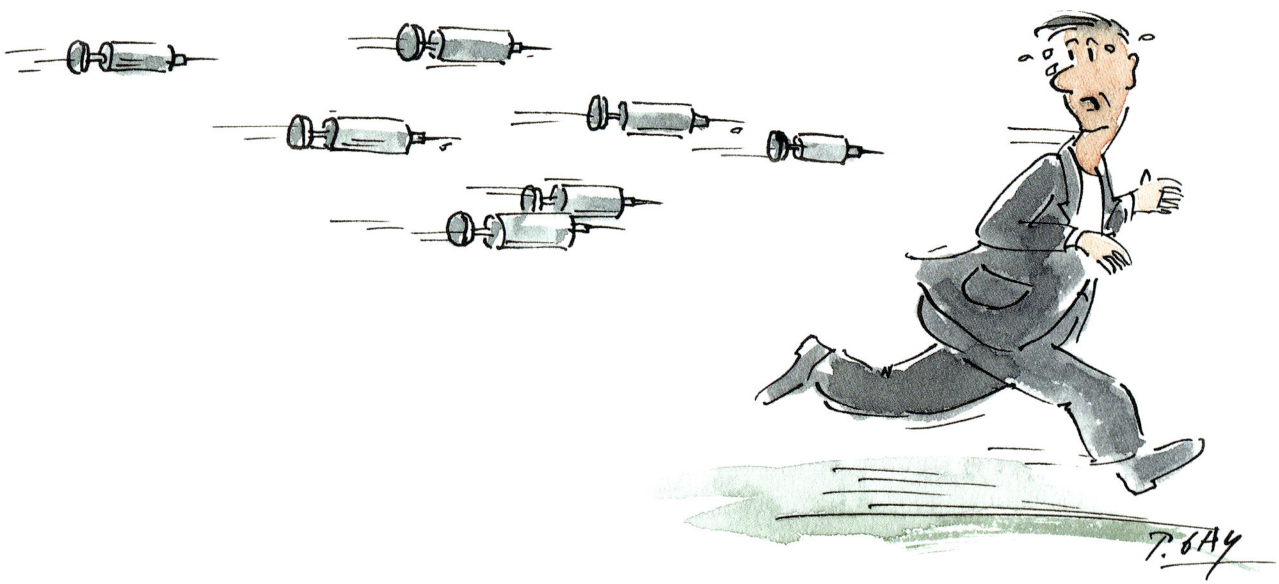

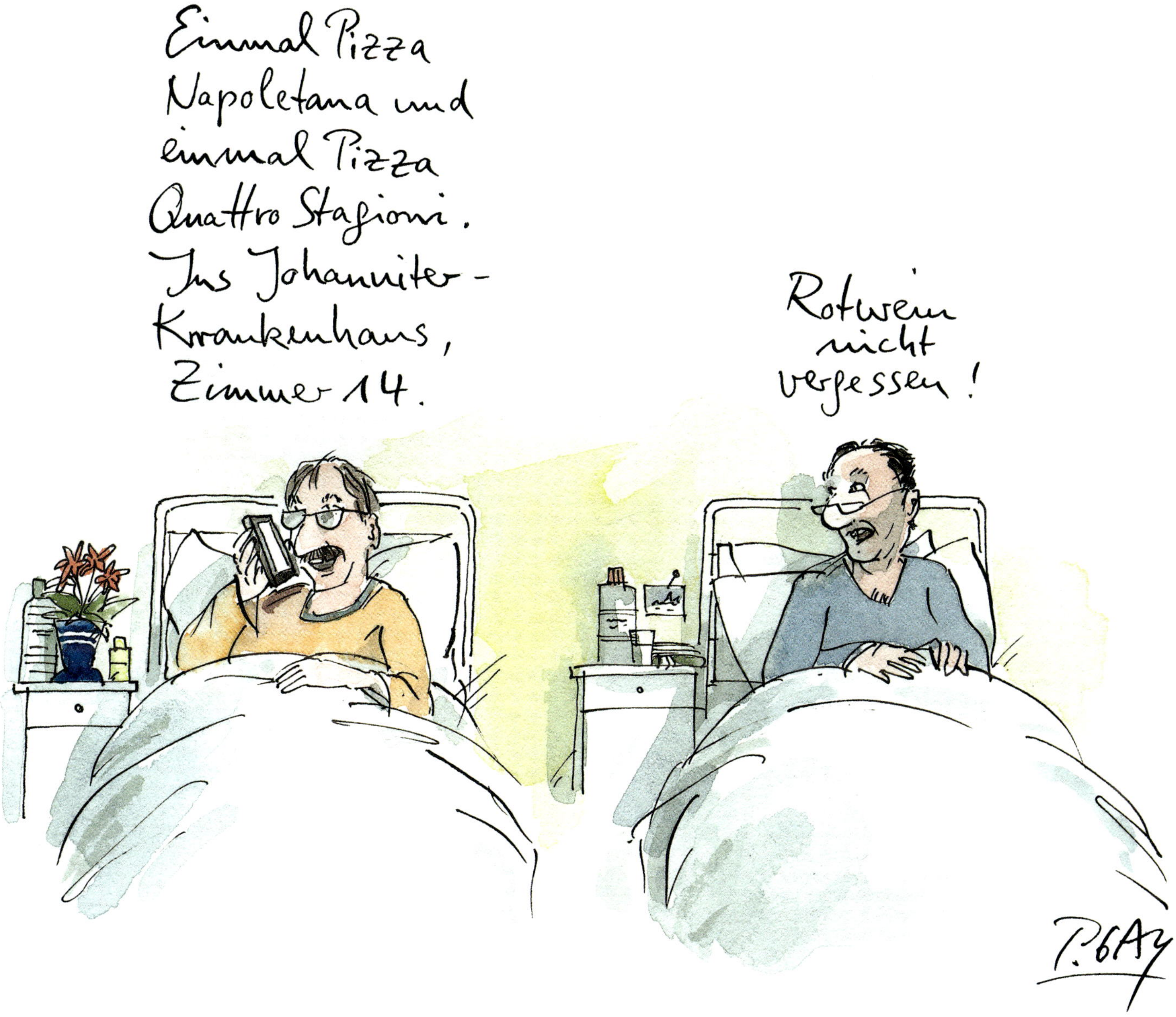
Einmal Pizza Napoletana und einmal Pizza Quattro Stagioni. Ins Johanniter-Krankenhaus, Zimmer 14.
Rotwein nicht vergessen!
P. GAY

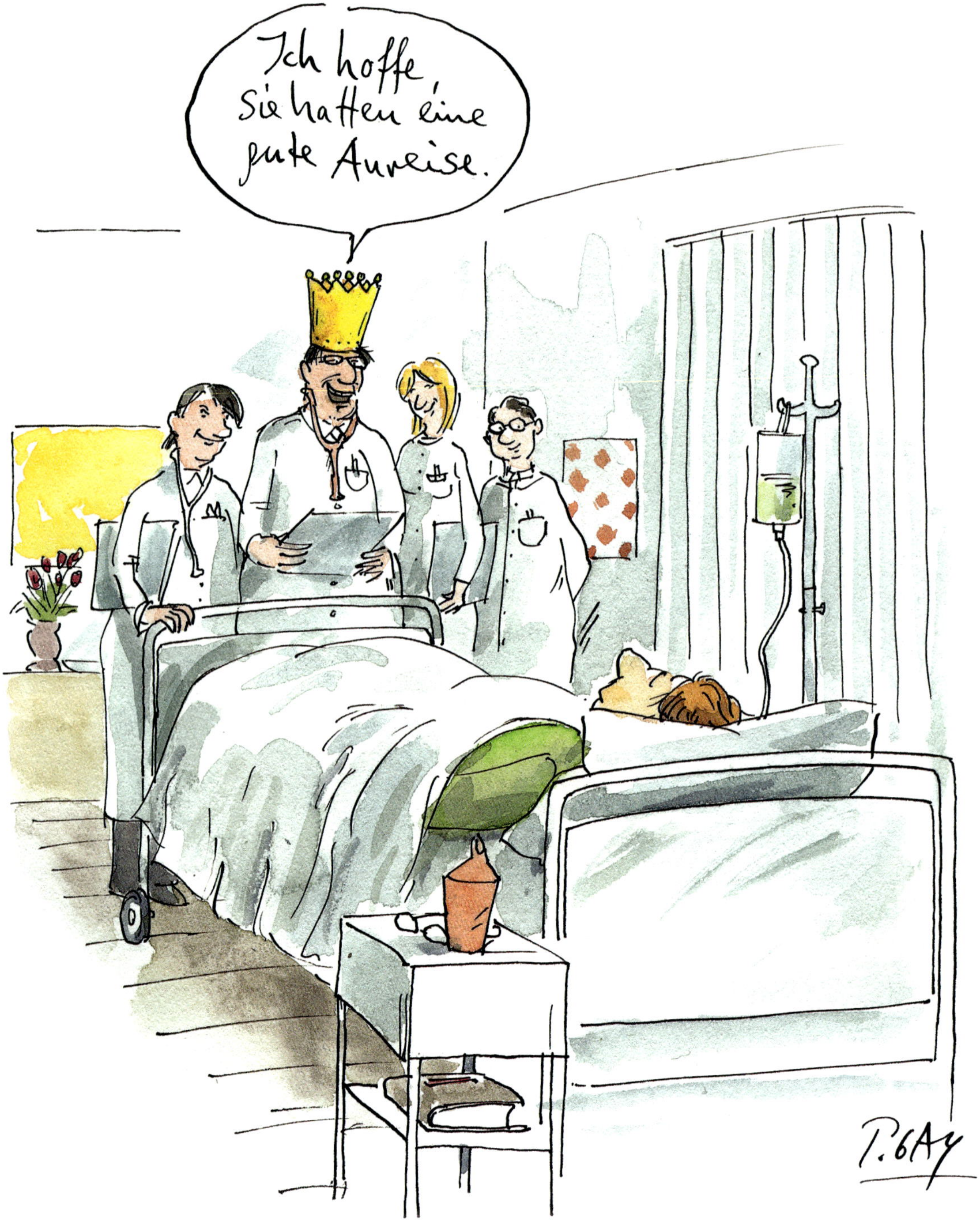
Ich hoffe, sie hatten eine gute Anreise.
P. GAY

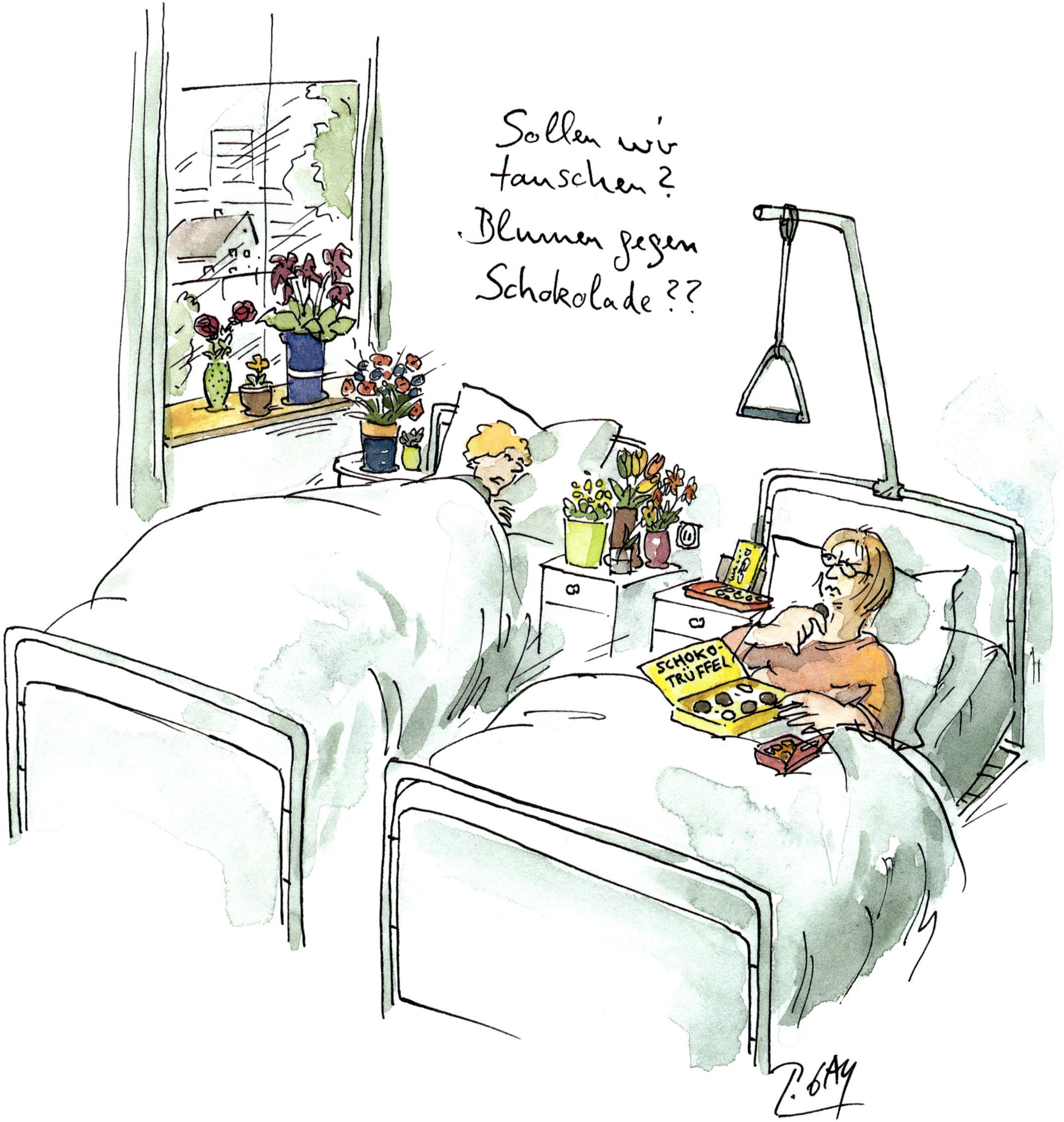
Sollen wir tauschen? Blumen gegen Schokolade??
SCHOKO-TRÜFFEL

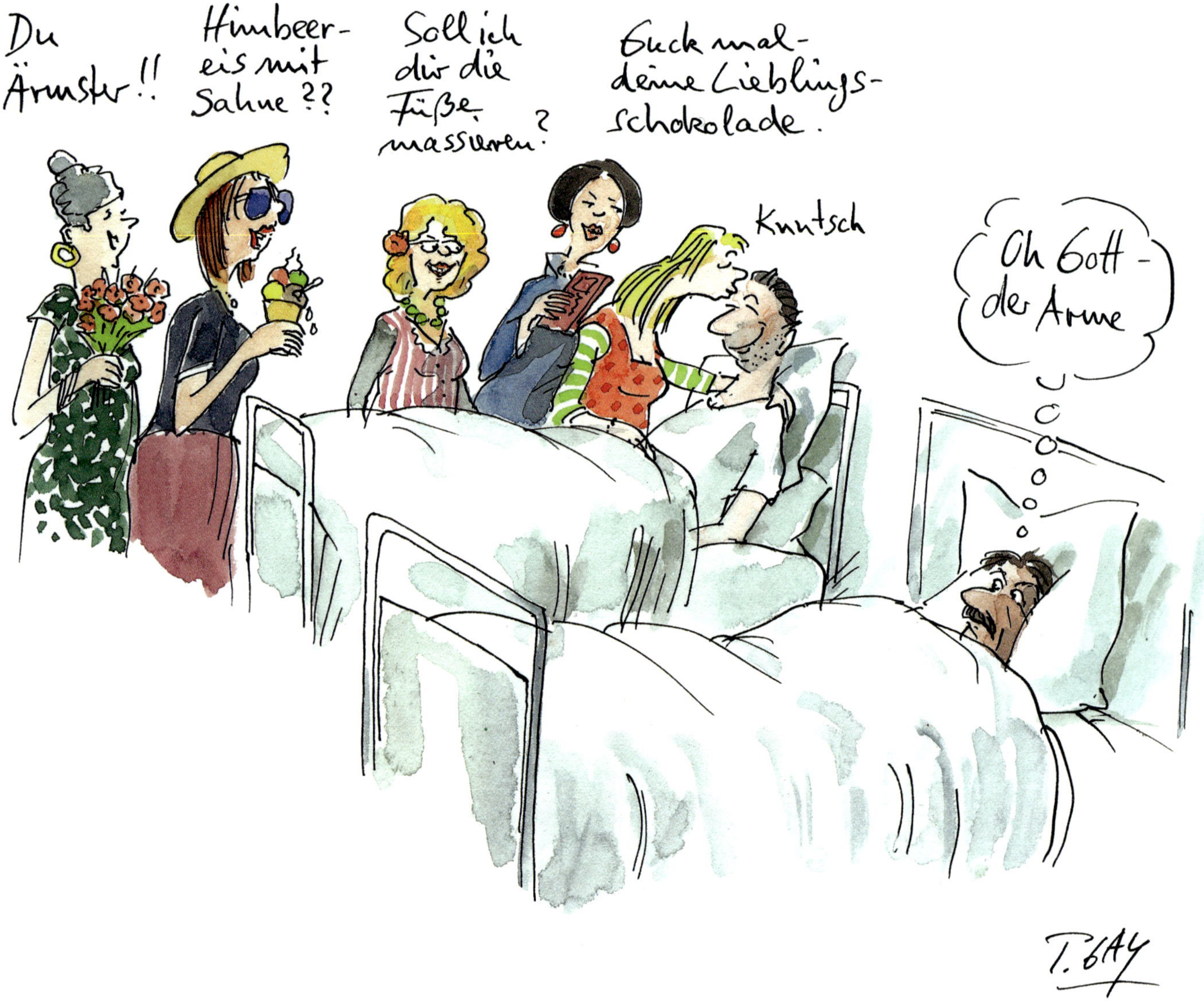
Du Ärmster!!
Himbeereis mit Sahne??
Soll ich dir die Füße massieren?
Guck mal deine Lieblingsschokolade.
Knutsch
Oh Gott – der Arme
T. GAY

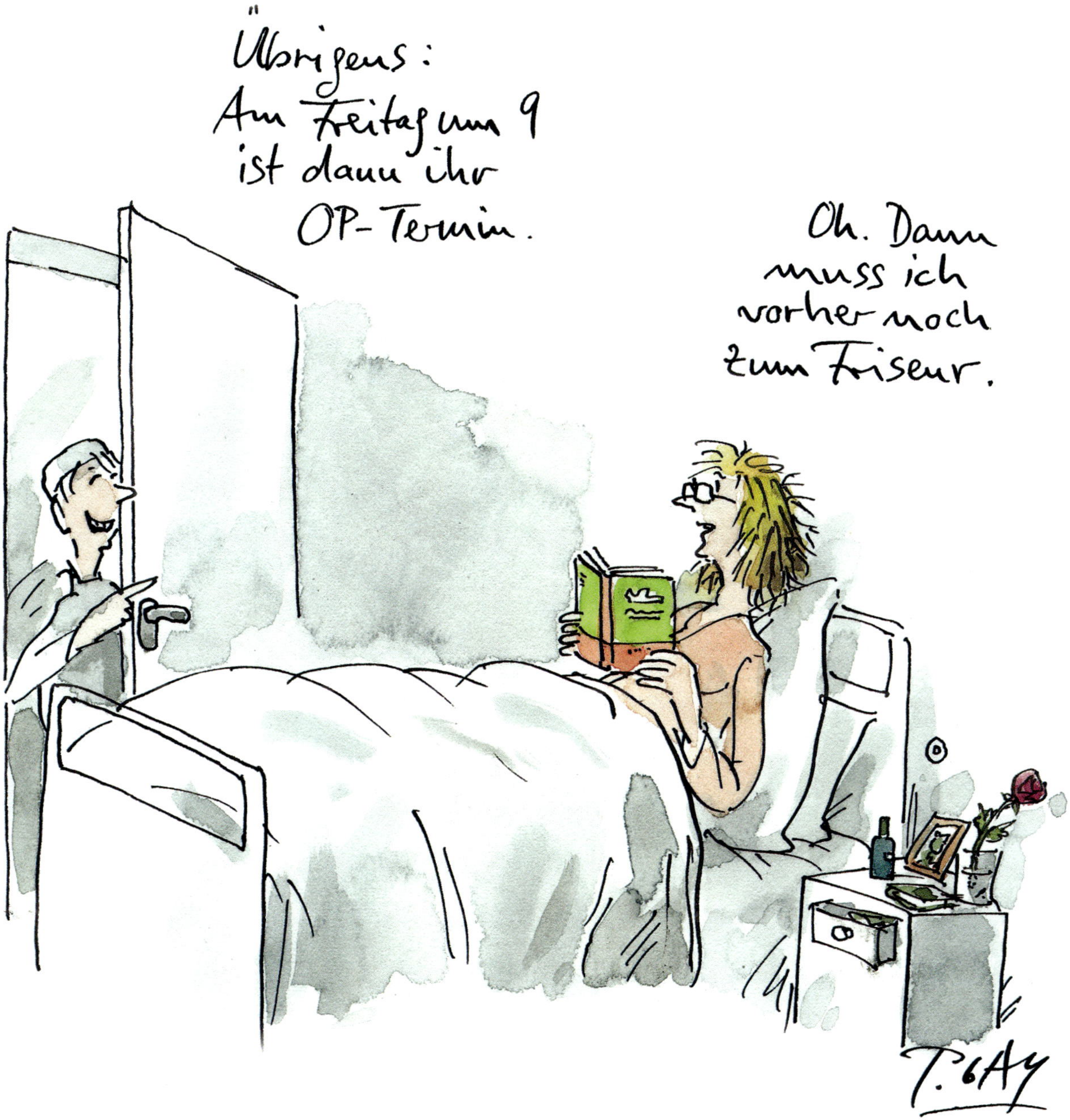
Übrigens: Am Freitag um 9 ist dann ihr OP-Termin.
Oh. Dann muss ich vorher noch zum Friseur.
T. GAY

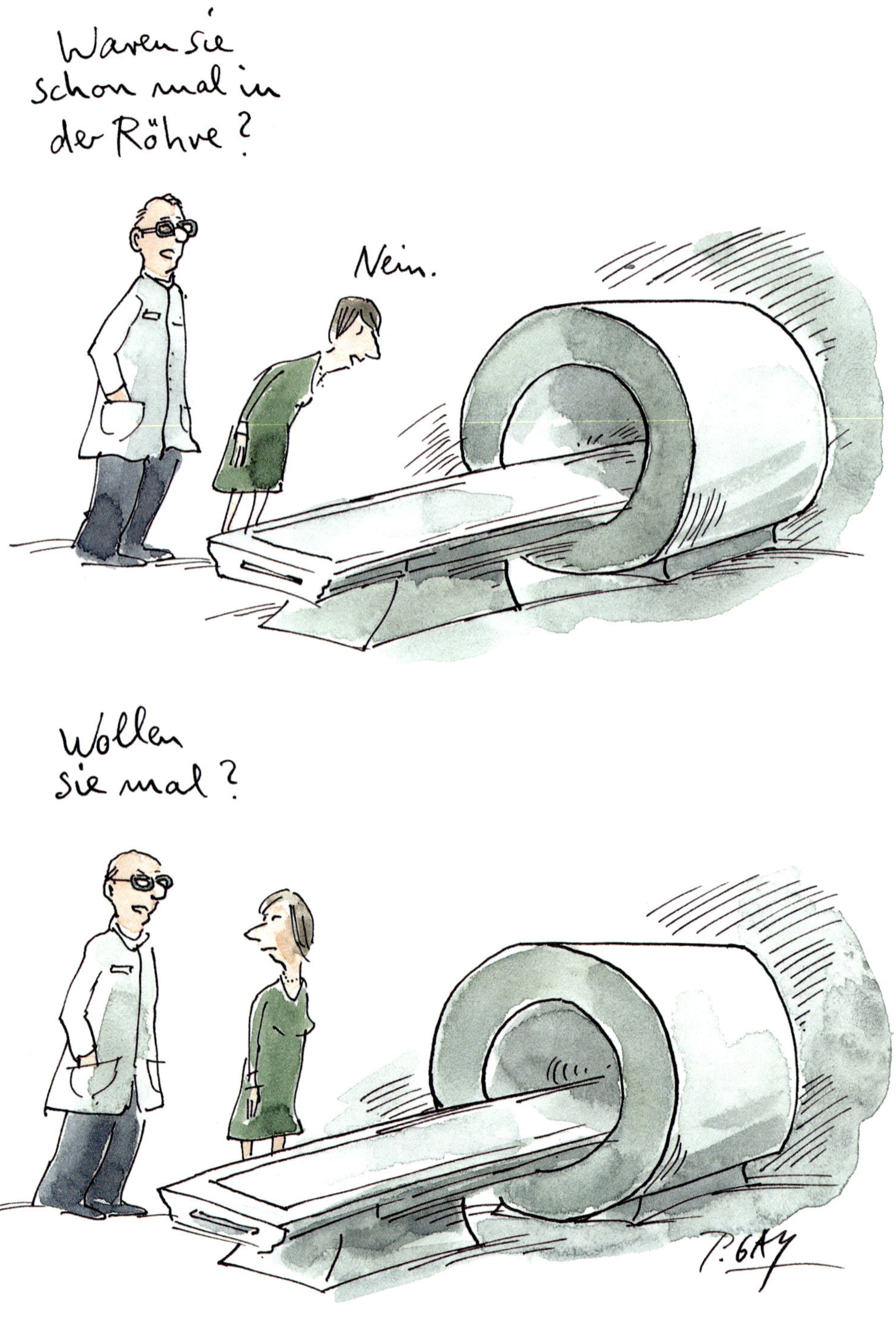
Waren sie schon mal in der Röhre?
Nein.
Wollen sie mal?

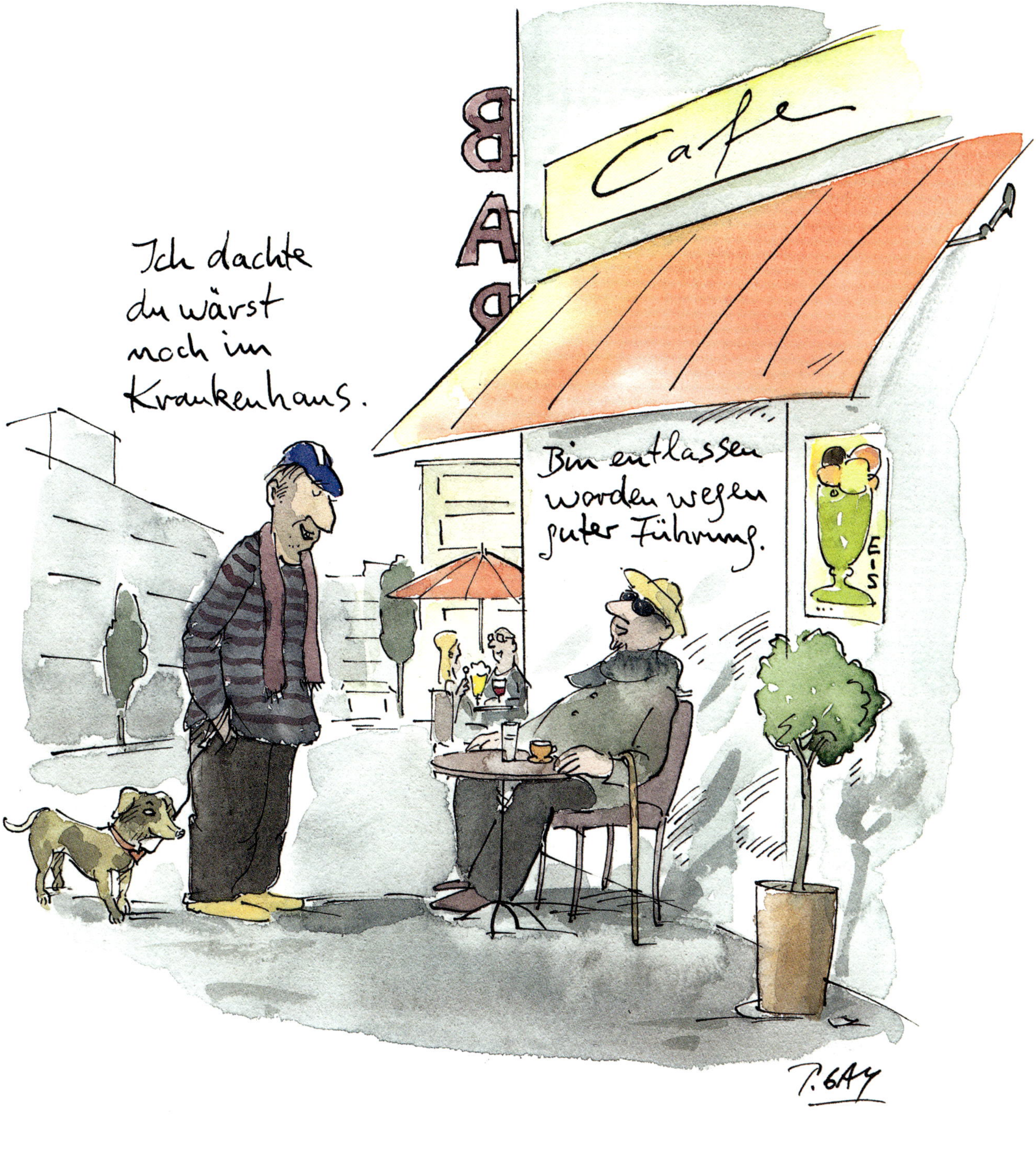

Ich dachte du wärst noch im Krankenhaus.
Bin entlassen worden wegen guter Führung.
Cafe
BAR
EIS
P. GAY

REHA – JETZT GEHT'S AUFWÄRTS

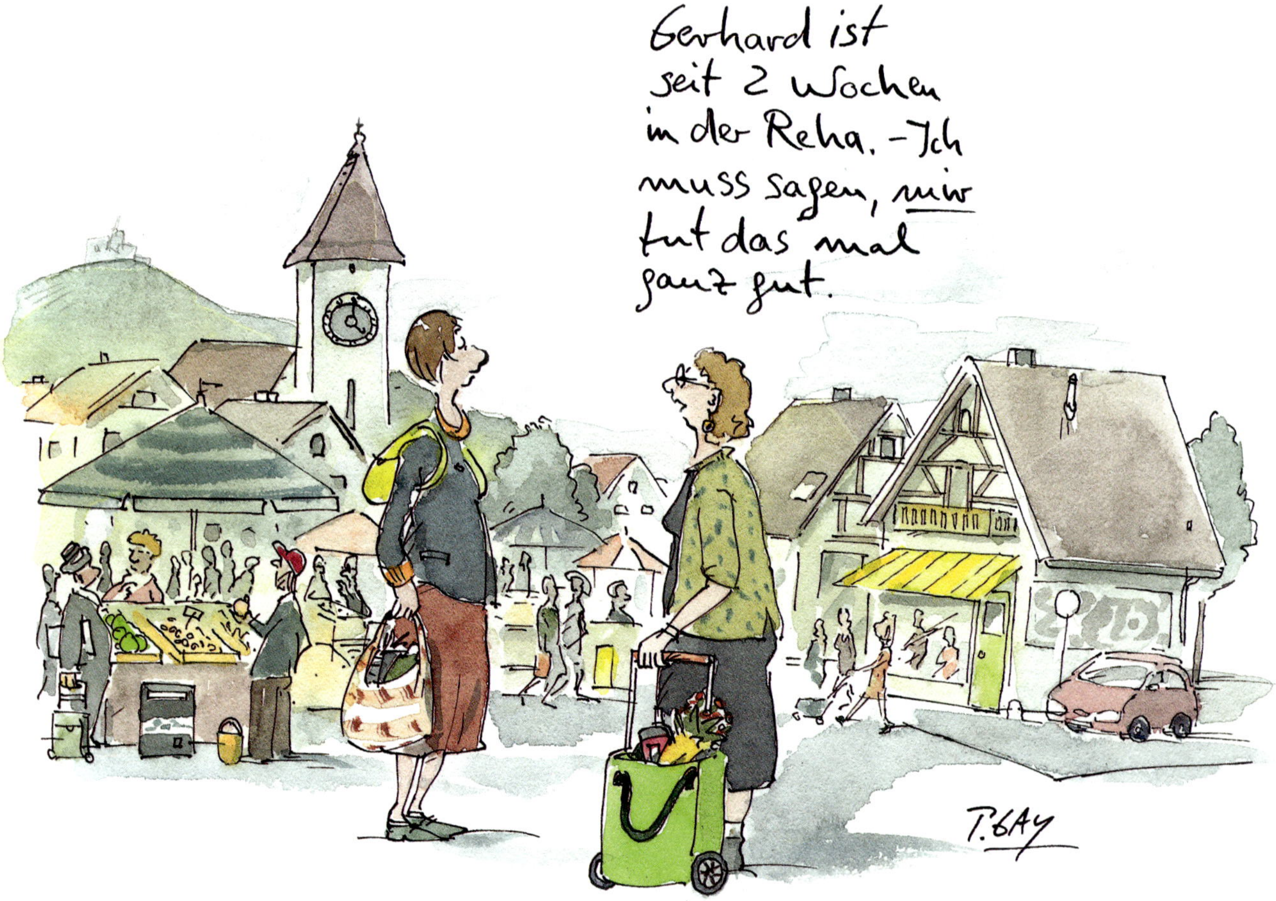
Gerhard ist seit 2 Wochen in der Reha. – Ich muss sagen, mir tut das mal ganz gut.
P. GAY

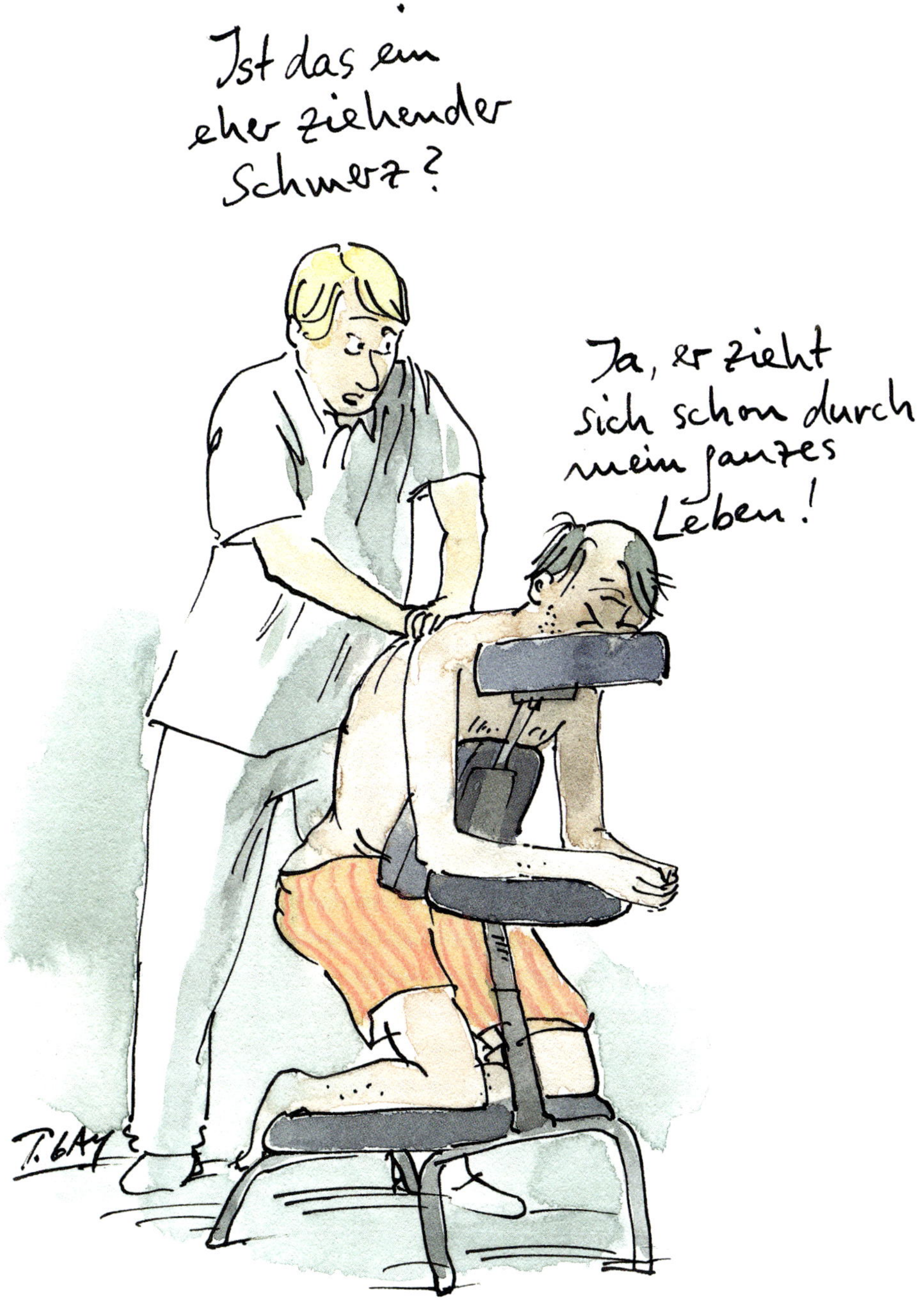
Ist das ein eher ziehender Schmerz?
Ja, er zieht sich schon durch mein ganzes Leben!
T. GAY

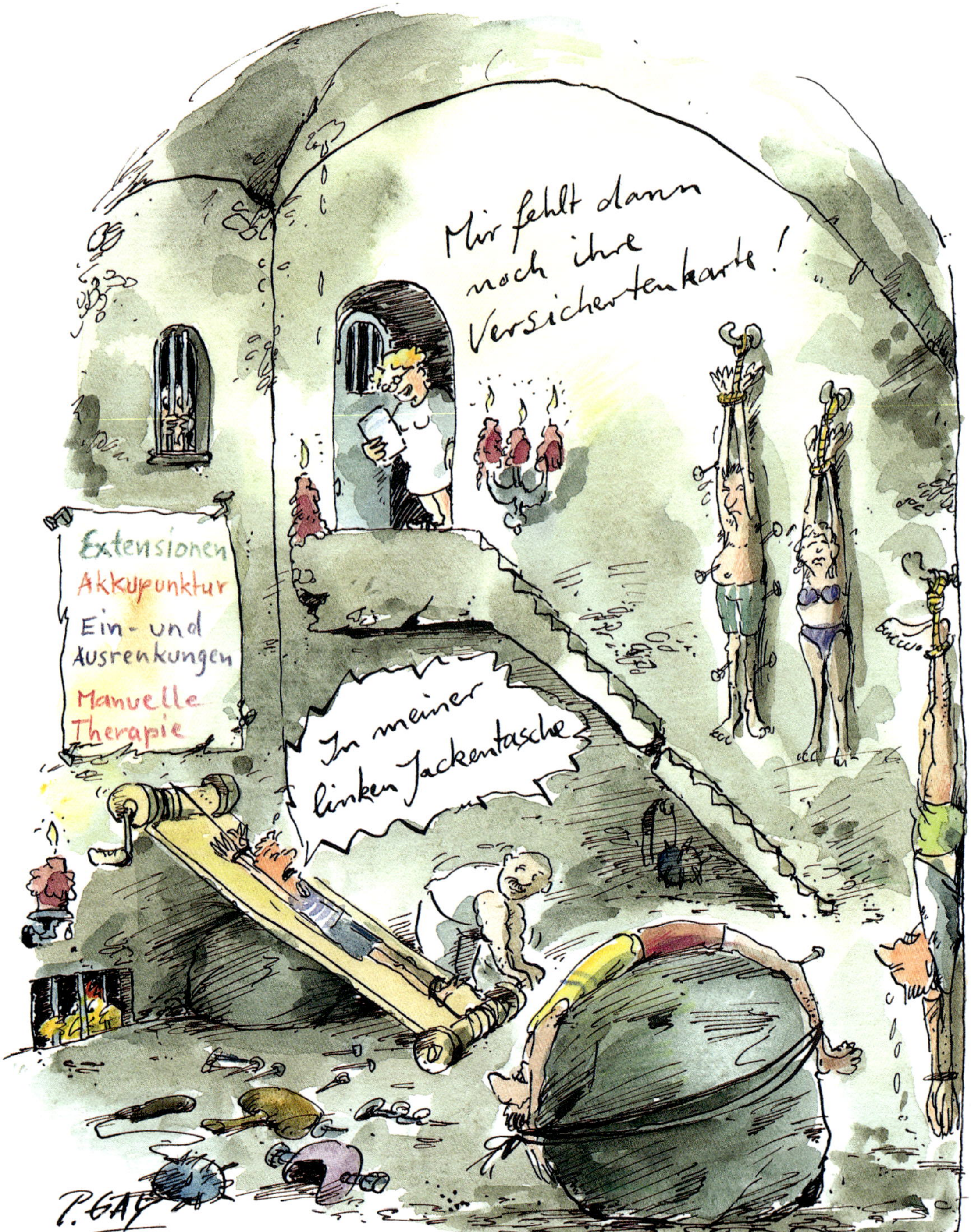
Mir fehlt dann noch ihre Versichertenkarte!
Extensionen
Akkupunktur
Ein- und Ausrenkungen
Manuelle Therapie
In meiner linken Jackentasche
P. GAY

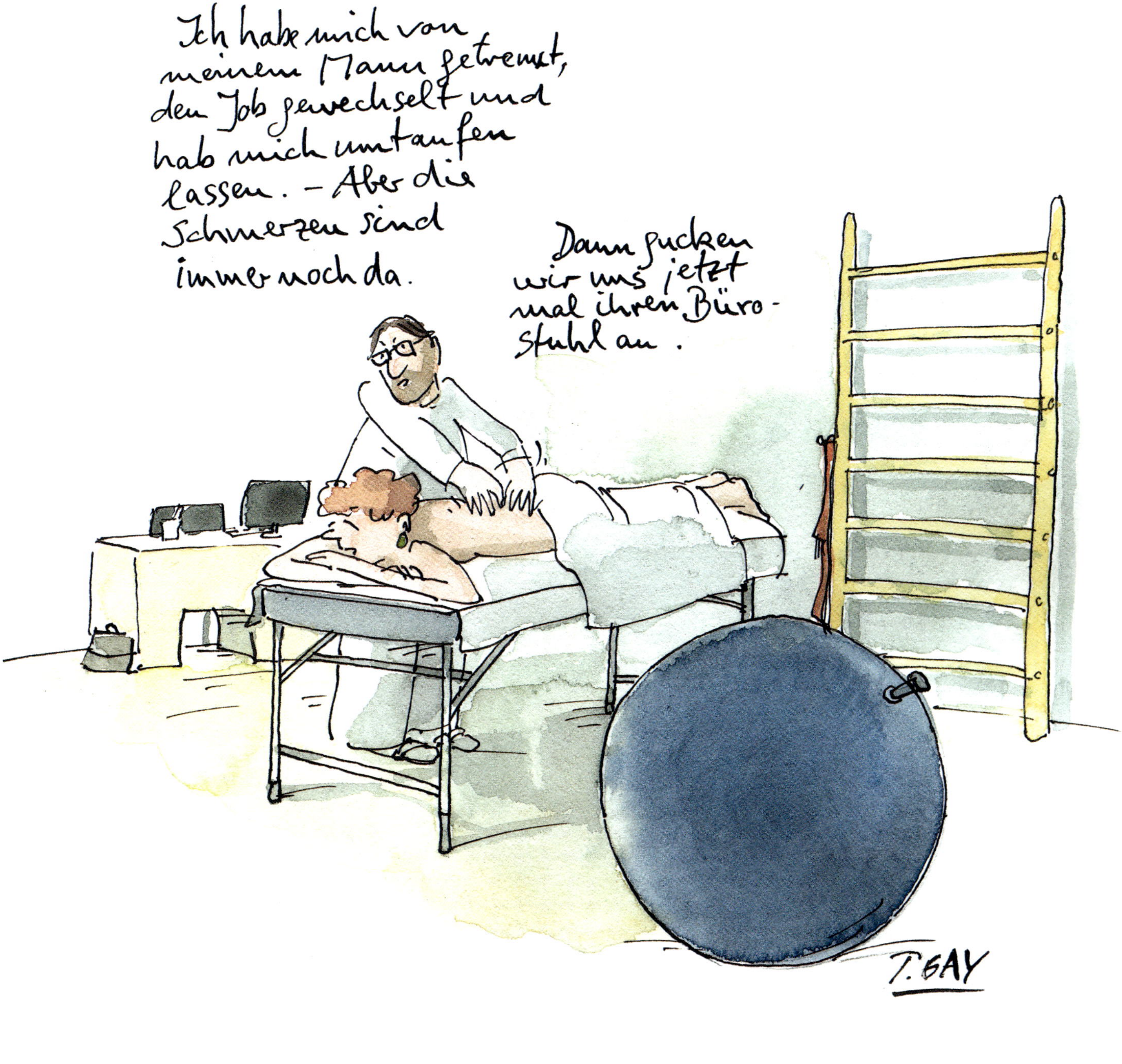
Ich habe mich von meinem Mann getrennt, den Job gewechselt und hab mich umtaufen lassen. – Aber die Schmerzen sind immer noch da.
Dann gucken wir uns jetzt mal ihren Büro-stuhl an.
T. GAY

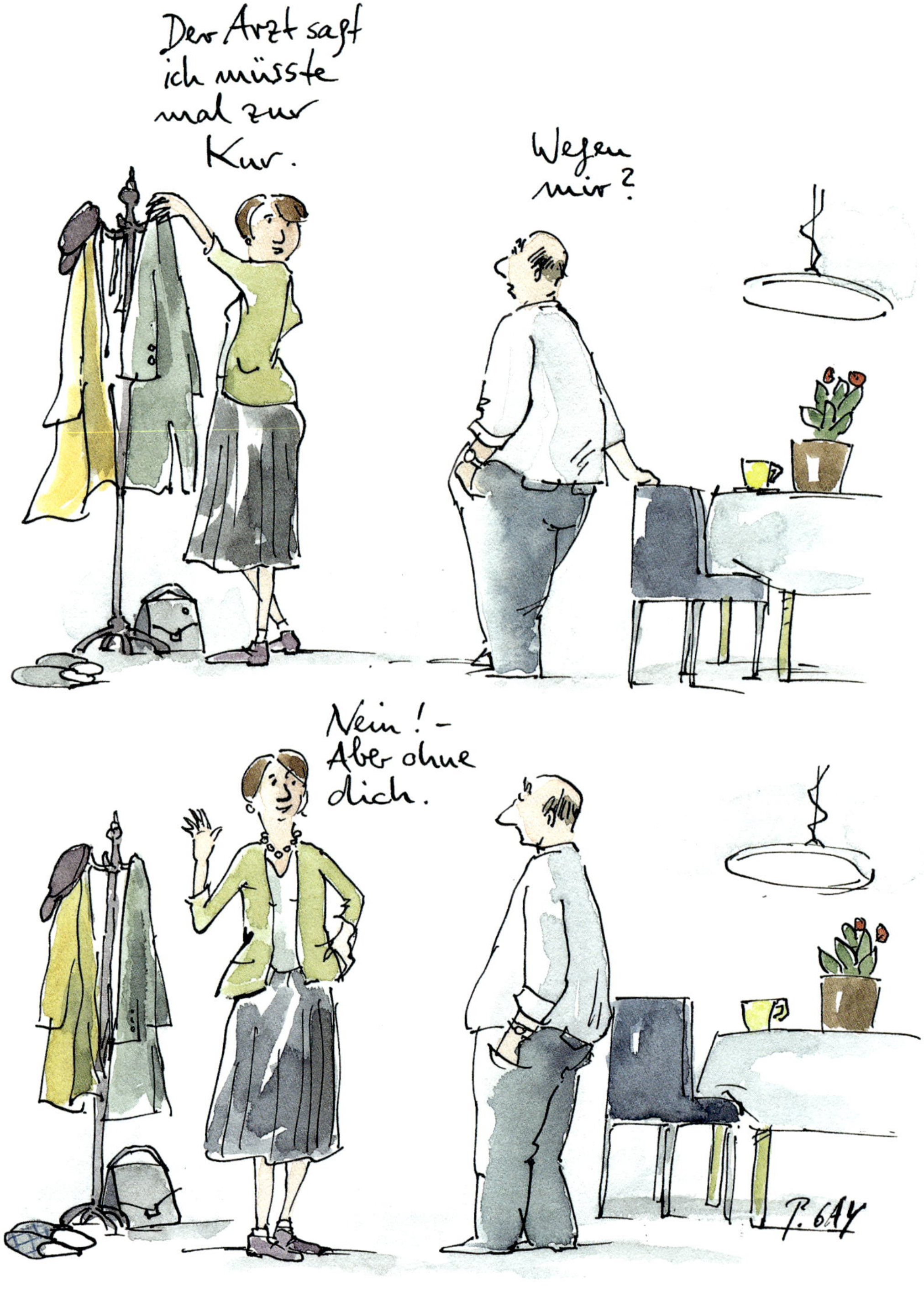
Der Arzt sagt ich müsste mal zur Kur.
Wegen mir?
Nein! – Aber ohne dich.
P. GAY

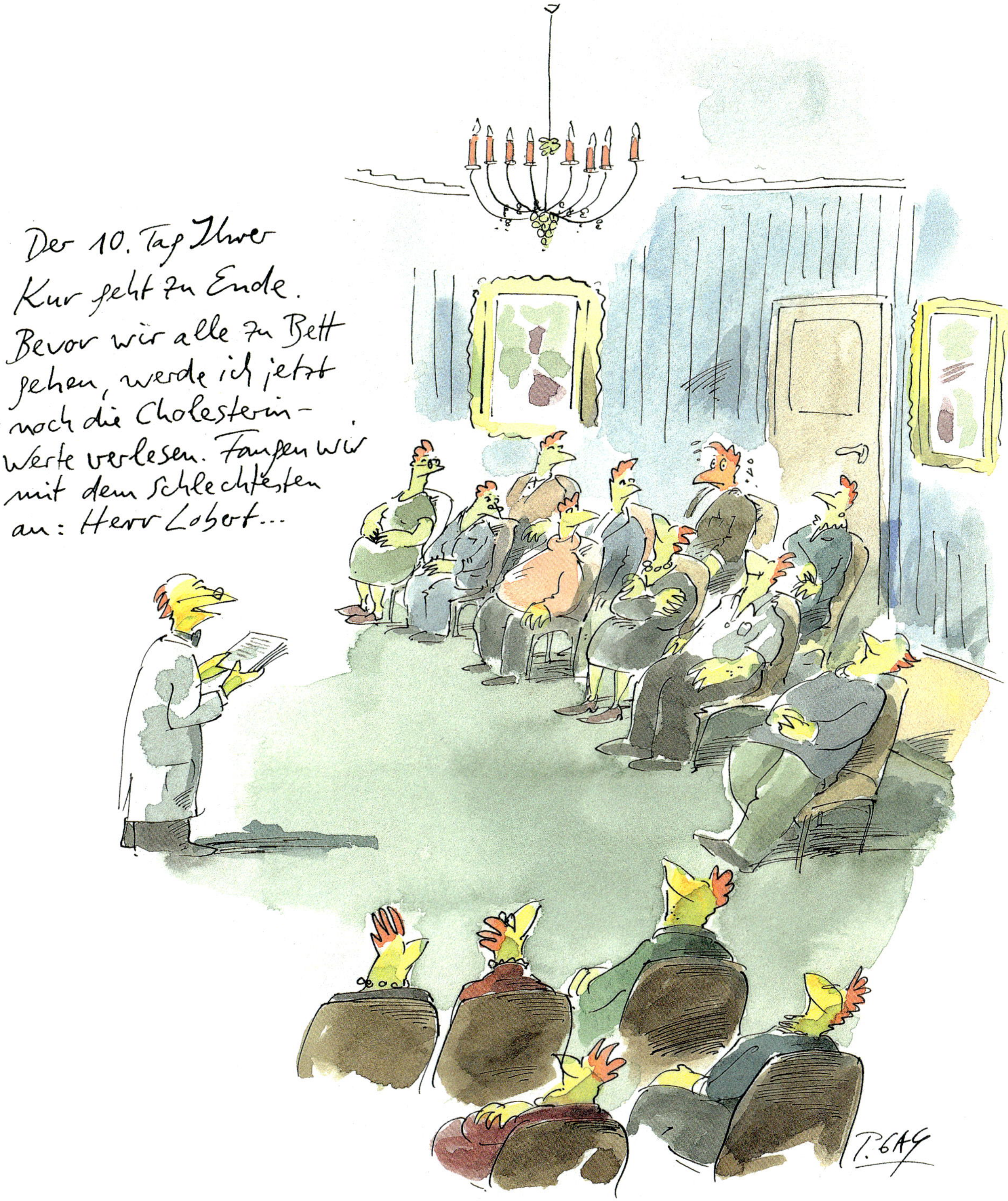
Der 10. Tag Ihrer Kur geht zu Ende. Bevor wir alle zu Bett gehen, werde ich jetzt noch die Cholesterin-werte verlesen. Fangen wir mit dem Schlechtesten an: Herr Lobert...
P. GAY

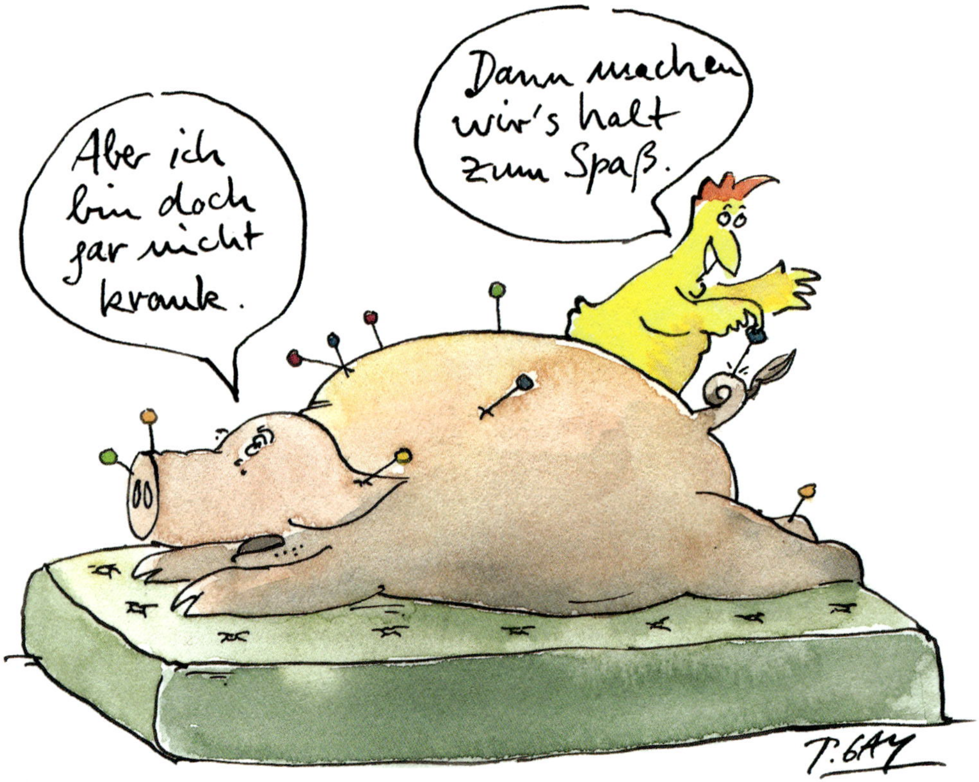
Aber ich bin doch gar nicht krank.
Dann machen wir's halt zum Spaß.
T. GAY

VITA

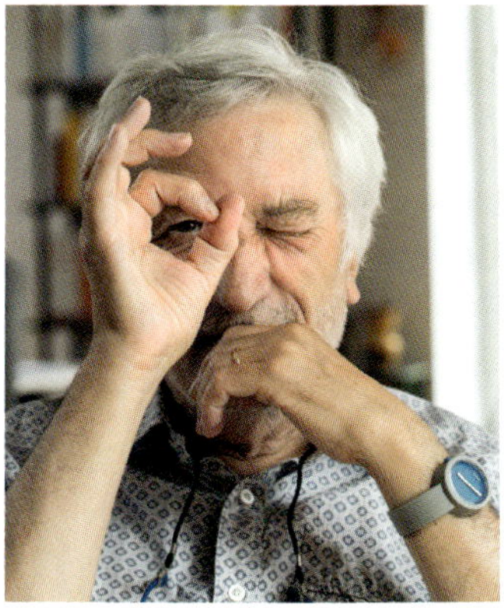

Neulich – nach einem Treffen im engeren Freundeskreis – musste ich so lachen, als mir klar wurde, dass es in einem bestimmten Alter offenbar schick wird, sich mit seinen neuesten künstlichen Körperteilen zu brüsten: Hightech-Hüfte hier, intelligente Implantate da, die schärfste Luxus-Linse sowieso. Bei Kindern zählen da noch andere Errungenschaften: Beulen! Blut! Und Narben natürlich.

Das Thema Gesundheit trennt außerdem die Geschlechter. Dass Männer immer sofort krank sind, während Frauen nur eine Erkältung haben, ist allerdings ein Mythos, mit dem man aufräumen sollte – finde ich.

Die Art und Weise der Behandlung unserer unterschiedlichen Leiden führt heutzutage oftmals zu hitzigen Grundsatzdiskussionen. Die Ehrfurcht vor den Göttern in Weiß steht da im krassen Gegensatz zu der Anziehungskraft von Heilern, Kräutersammlern und sonstigen Alternativen.

Da sich so viele Gedanken und Gespräche um unsere Gesundheit drehen, wurde es Zeit für mich, meinen Teil zur allgemeinen Genesung beizutragen - auf Gaymann-Art natürlich.

Gute Besserung!

Peter Gaymann

Peter Gaymann, geb. 1950 in Freiburg im Breisgau, gehört zu den erfolgreichsten und beliebtesten Cartoonisten in Deutschland. Nach seinem Studium der Sozialpädagogik machte er sich 1976 als humoristischer Zeichner selbstständig.

2019 ist das 100. Buch von und mit Peter Gaymann erschienen, viele seiner Publikationen wurden Bestseller. Am bekanntesten sind seine lebendigen, dem Menschen so herzlich verbundenen Hühner. Mit dem Kürzel P. GAY sind sie in Zeitschriften und Zeitungen, auf Postkarten, Kalendern, Postern und Radierungen zu seinem Markenzeichen geworden. Seit 2017 wohnt er in einem umgebauten Gasthaus in der Nähe vom Starnberger See.

2015 erschien im Belser Verlag „Typisch Badisch – von Titisee bis Tuniberg"
2016 „Typisch Italienisch – Von Bozen bis Palermo", 2017 „Typisch Urlaub – Die schönste Zeit des Jahres?"
2019 „Typisch Büro – Die schönste Zeit des Tages", 2020 „Typisch Bayerisch!" und „Typisch Corona!"

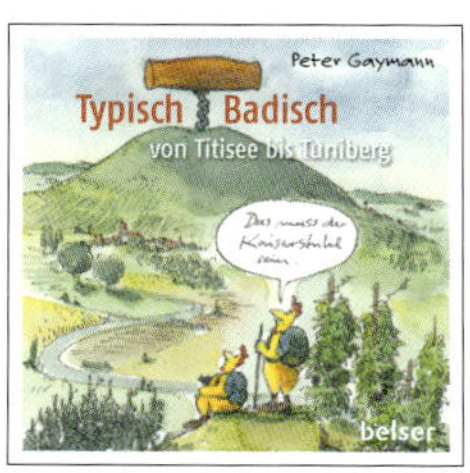

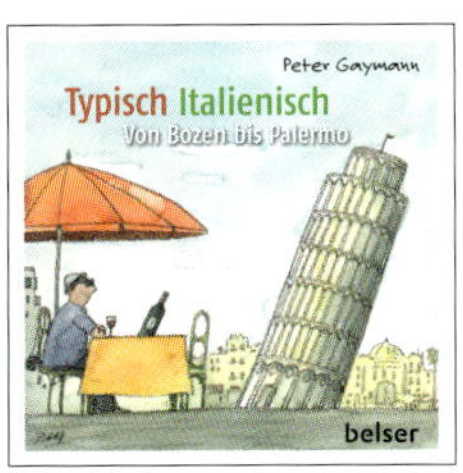

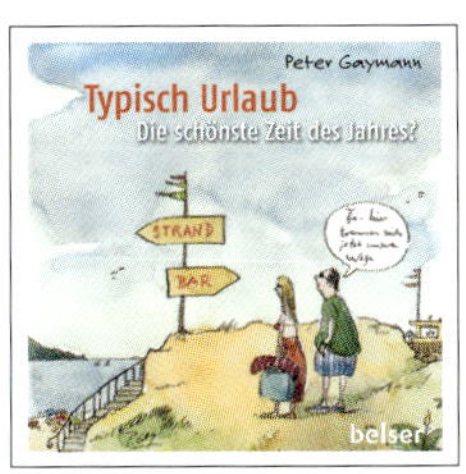

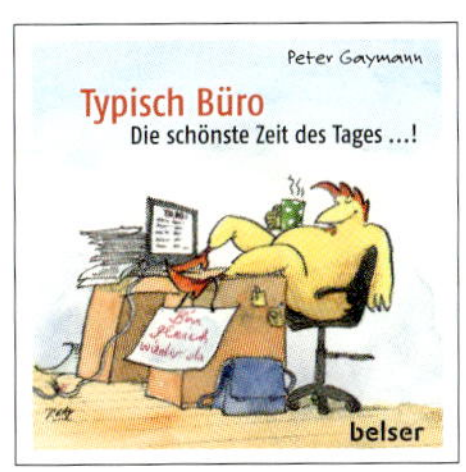

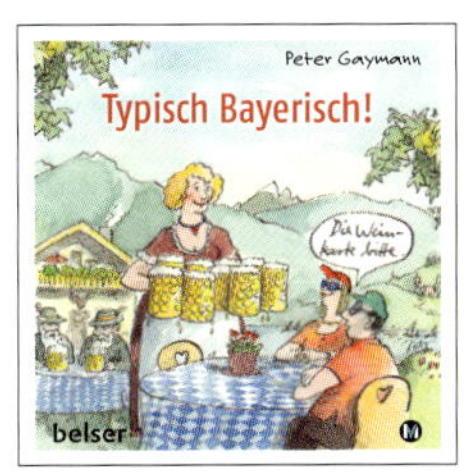

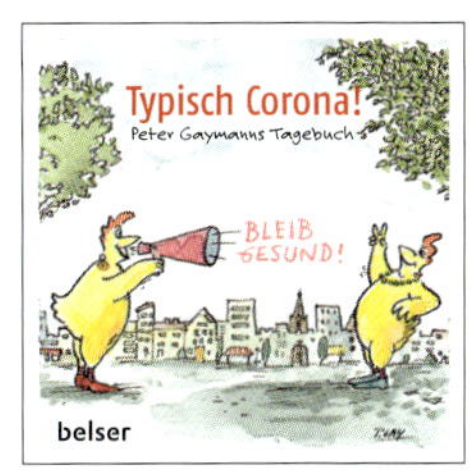

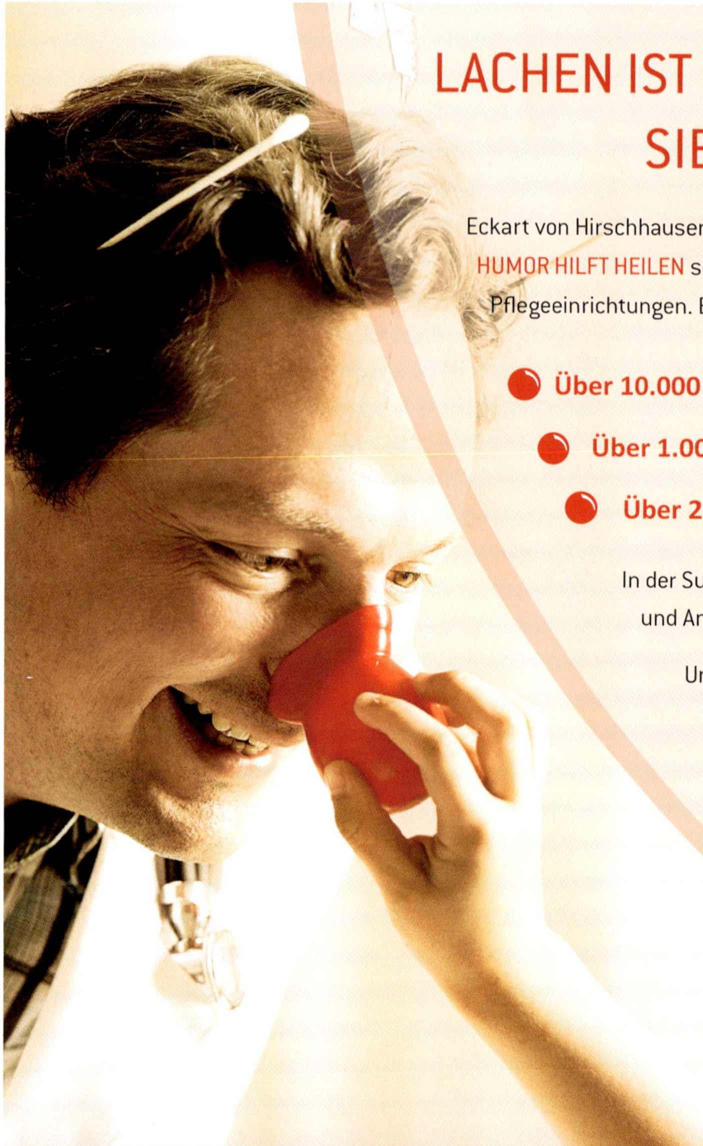